MEDICAL IMAGE BOOK

メディカル
イメージブック

イラスト・ふりがな付き

運動学

美 編

医歯薬出版株式会社

This book is originally published in Japanese under the title of :

MEDIKAL IMEIJIBUKKU UNDOUGAKU
(Medical Imagebook, Kinesiology)

NAKASHIMA, Masami
  PTOT Gakusyu Kyoiku Kenkyujo

© 2010 1st ed.

ISHIYAKU PUBLISHERS, INC.
  7-10, Honkomagome 1 chome, Bunkyo-ku,
  Tokyo 113-8612, Japan

はじめに

　理学療法士・作業療法士（以下 PT・OT と略す）を目指して日々学習している学生諸氏にとって，「運動学」は必ず学ばなければならない大変重要な学問です．医療業種であるパラメディカルスタッフ全員にとって，「解剖学」や「生理学」は絶対必須の基礎学問ですが，PT・OT にとっての「運動学」は「解剖学」「生理学」に匹敵する，あるいはそれ以上に重要な学問です．それは PT・OT の対象が「人間」であり，「人間は成長するに従い運動発達や運動学習をする動物」だからです．「人間は立位になることができ，2本足で歩き，手を使うことができる，地球上でただ一種類の動物」です．人間の運動は人間だけの運動であり，人間にだけ許された骨格と筋肉と神経が存在するからこそ出来得る運動なのです．その人間にだけ許された運動の特徴を学ぶ学問が「運動学」であり，だからこそ PT・OT の国家試験に「運動学」の問題が数多く出題されるのです．

　PT・OT にとって最大に重要な「運動学」も，学生にとっては難解で苦手意識を持ちやすい学問の一つです．それは「運動学」が「解剖学（知っておかなければならない骨・関節や筋や神経）」という基礎医学を理解した上に成り立っている学問で，人間独特の姿勢と動作について解析し理解しなければならない学問だからです．「運動学」を理解するには，人間としての特徴ある動作を分析しなければならず，その動作について思考分析するには自分自身がどのような動きをしているか？を探求しなければなりません．

　ところが近年の若者の場合，成長過程における経験・体験が少なく，探求心を育成されていない学生にとっては「思考する」ことや「考える」ことなどができないため，結果「運動学」は不得意だと言うことになってしまうのです．

では，どうすれば「運動学」を好きになれるかというと，やはり基礎となる「骨・関節・神経・筋」の名称が言えること，またそれらの部位をイメージできることです．ところがイメージができなければ，運動分析ができず，「運動学」は難しくて嫌いだという公式が出来上がってしまいます．また身体各部の名称が言えるということは，書籍に書かれている漢字が読めるこというということなのですが，医学用語の漢字は特殊漢字や旧漢字が多く学生は読めないことが多く（でも学生は読めないことを隠していることが多い），そのことも「解剖学」や「運動学」を嫌いになることの一つの原因です．ですから今回この「メディカル・イメージブック運動学」を出版するにあたり，「誰もが読める，誰もがイメージできる書籍」を目指すことにしました．それが「1ページ読み切り」「医学用語漢字にルビ（ひらがな）」「図・イラストの多用」そして「軽くて常時持ち歩けるポケット版」等々です．

　この「メディカル・イメージブック運動学」は，学生のためのポケットブックです．学生のうちに読めない漢字を無くし，常に図や模型を頭の中でイメージ出来るように学習しましょう．学問に近道はありません．学習も毎日の訓練です．「毎日毎日，繰り返すこと」これが最大でかつ最速の方法です．ぜひこの「メディカル・イメージブック運動学」でそれを実現してください．この本は学習トレーニングを叶えてくれる最良の本だと自負しています．頑張ってください．

2010年8月吉日

中島　雅美

CONTENTS
目次

第1章 運動学総論

1 運動力学の基礎 …………… 2
1 生体力学とは ………………… 2
2 力学の構成 …………………… 2
3 力学の単位 …………………… 3

2 身体運動の面と軸 ………… 5
1 基本的肢位 …………………… 5
2 運動の面と軸 ………………… 5

3 運動の表し方 ……………… 7
1 運動の表し方 ………………… 7
2 力の合成と分解 ……………… 8

4 運動の法則 ………………… 10
1 運動の3つの法則 …………… 10
2 重力加速度 …………………… 11
3 落下運動 ……………………… 11
4 質量・重量・力の単位 ……… 12

5 仕事と力学的エネルギー … 13
1 仕事と力学的エネルギー …… 13

6 剛体に働く力 ……………… 15
1 モーメント(トルク) ………… 15
2 てこの種類 …………………… 16
3 関節角度と力の関係 ………… 18
4 滑車と輪軸 …………………… 18

7 骨の構造と機能 …………… 21
1 骨の構造 ……………………… 21
2 骨の形状分類 ………………… 22
3 骨の機能 ……………………… 22

8 関節の構造と機能 ………… 23
1 骨の連結 ……………………… 23
2 関節の構造 …………………… 23

9 骨格筋の構造と機能 ……… 24
1 骨格筋の構造 ………………… 24
2 筋収縮のメカニズム ………… 25
3 骨格筋線維の生理学的特徴 … 26

10 筋の収縮① ………………… 27
1 筋収縮の様態 ………………… 27
2 筋の働きによる分類 ………… 29

11 筋の収縮② ………………… 30
1 単収縮と強縮 ………………… 30
2 筋張力 ………………………… 31
3 筋の短縮速度 ………………… 31

12 運動単位 …………………… 32
1 運動単位(MU:motor unit) … 32
2 神経支配比 …………………… 32
3 運動単位からの筋の分類 …… 33

第2章 上肢の運動学

1 上肢の解剖学 ……………… 36
1 上肢の骨格(右上肢前面) …… 36
2 上肢骨のまとめ ……………… 37
3 肩部の骨(右手背面) ………… 38
4 上肢の神経 …………………… 40
5 上肢の血管 …………………… 41
6 上肢の神経と筋支配 ………… 43

2 上肢帯の運動学 …………… 49
1 胸鎖関節 ……………………… 49
2 鎖骨の可動域 ………………… 49
3 肩鎖関節(右前面) …………… 50
4 肩甲・胸郭関節(肩甲帯の動き) … 51
5 上肢帯の運動と筋 …………… 53

263-01574

目 次 V

3 肩関節の運動学 ……………… 55
- 1 肩関節の靱帯（右前面）…… 55
- 2 回旋筋腱板 (rotator cuff)… 55
- 3 肩関節の運動と筋 ………… 57

4 肘関節の運動学 ……………… 59
- 1 肘関節の構造 ……………… 59
- 2 肘関節の運動と筋 ………… 61
- 3 肘関節の運動に関与する筋… 62

5 手の運動学① ………………… 63
- 1 手の骨と指の関節 ………… 63
- 2 手根管の内部構造 ………… 65
- 3 手関節の靱帯 ……………… 66

6 手の運動学② ………………… 67
- 1 手関節の運動と筋 ………… 67
- 2 手関節の運動に働く筋 …… 67
- 3 手指の運動と筋 …………… 68
- 4 手関節の運動に働く筋 …… 71
- 5 手指の運動に働く筋
  （右手部掌側面）…………… 72
- 6 手掌腱膜と指間靱帯
  （右手掌面）………………… 73
- 7 指の屈曲機構 ……………… 74
- 8 指の伸展機構 ……………… 76

7 手の運動学③ ………………… 77
- 1 手の肢位 …………………… 77
- 2 手の変形 …………………… 78

第3章 下肢の運動学

1 下肢の解剖学 ………………… 82
- 1 下肢の骨格 ………………… 82
- 2 下肢骨のまとめ …………… 84
- 3 骨盤帯の骨 ………………… 84
- 4 大腿骨 ……………………… 85
- 5 下腿骨 ……………………… 86
- 6 足部の骨 …………………… 87
- 7 下肢の神経と動脈 ………… 89
- 8 下肢の神経と筋支配
  （右大腿前面筋）…………… 92
- 9 下肢の皮膚感覚 …………… 95

2 股関節の運動学① …………… 96
- 1 股関節の構造
  （右股関節横断面前方から観察）… 96
- 2 股関節の靱帯 ……………… 96

3 股関節の運動学② …………… 98
- 1 股関節に働く筋 …………… 98
- 2 股関節の運動と筋 …………101

4 膝関節の運動学① …………103
- 1 膝関節の構造 ………………103
- 2 膝関節の特徴 ………………104
- 3 膝の靱帯と半月板 …………106

5 膝関節の運動学② …………111
- 1 膝関節に働く筋 ……………111
- 2 膝関節の運動と筋 …………112
- 3 膝関節角度の発育による変化
  …………………………………112

6 足関節・足部の運動学① …113
- 1 足部の骨（右足部背面から）…113
- 2 足根間関節
  （右足部外側面から）………113
- 3 足関節の特徴 ………………115

7 足関節・足部の運動学② …116
- 1 足関節部の靱帯 ……………116
- 2 足底の靱帯と腱膜 …………117

8 足関節・足部の運動学③ …118
- 1 足のアーチの構造
  （右足部内側面）……………118
- 2 足のアーチの特徴 …………119

9 足関節・足部の運動学④ …121
- 1 足関節の運動に働く筋 ……121
- 2 足関節の運動と筋 …………123

3 足部の運動に働く筋⋯⋯⋯⋯125
4 足指の運動と筋⋯⋯⋯⋯⋯⋯126

第4章 体幹の運動学

1 体幹の解剖学⋯⋯⋯⋯⋯⋯ 128
1 体幹を構成する骨格⋯⋯⋯128
2 脊柱⋯⋯⋯⋯⋯⋯⋯⋯⋯⋯130
3 椎骨⋯⋯⋯⋯⋯⋯⋯⋯⋯⋯131
4 椎間円板⋯⋯⋯⋯⋯⋯⋯⋯131
5 椎間関節の関節面の方向⋯132
2 顔面・頭部の運動学⋯⋯⋯ 133
1 頭蓋骨⋯⋯⋯⋯⋯⋯⋯⋯⋯133
2 表情筋⋯⋯⋯⋯⋯⋯⋯⋯⋯134
3 咀嚼筋⋯⋯⋯⋯⋯⋯⋯⋯⋯135
3 頸椎の運動学⋯⋯⋯⋯⋯⋯ 136
1 脊椎と頭部の連結(後面)⋯136
2 脊椎の連結⋯⋯⋯⋯⋯⋯⋯137
3 頸部の筋⋯⋯⋯⋯⋯⋯⋯⋯137
4 頭・頸部の運動と筋⋯⋯⋯139
4 胸椎・胸郭の運動学⋯⋯⋯ 140
1 胸郭⋯⋯⋯⋯⋯⋯⋯⋯⋯⋯140
2 胸郭呼吸運動⋯⋯⋯⋯⋯⋯140
3 呼吸に関与する筋⋯⋯⋯⋯142
5 腰椎・骨盤の運動学⋯⋯⋯ 143
1 骨盤の関節と靱帯⋯⋯⋯⋯143
2 腰部前面の筋⋯⋯⋯⋯⋯⋯144

第5章 姿勢

1 重心と重心線⋯⋯⋯⋯⋯⋯ 148
1 重心⋯⋯⋯⋯⋯⋯⋯⋯⋯⋯148
2 重心の位置⋯⋯⋯⋯⋯⋯⋯148
3 立位姿勢の安定のための影響因子⋯149

2 立位姿勢と姿勢保持⋯⋯⋯ 150
1 立位保持に必要な筋(抗重力筋)⋯150
2 重心動揺⋯⋯⋯⋯⋯⋯⋯⋯151
3 姿勢の型⋯⋯⋯⋯⋯⋯⋯⋯152

第6章 歩行

1 歩行周期⋯⋯⋯⋯⋯⋯⋯⋯ 154
1 歩行周期⋯⋯⋯⋯⋯⋯⋯⋯154
2 運動学的歩行分析⋯⋯⋯⋯ 156
1 重心移動⋯⋯⋯⋯⋯⋯⋯⋯156
2 体幹・下肢の動き⋯⋯⋯⋯156
3 歩行の決定要因⋯⋯⋯⋯⋯156
3 運動力学的歩行分析⋯⋯⋯ 158
1 床反力⋯⋯⋯⋯⋯⋯⋯⋯⋯158
4 歩行時筋活動⋯⋯⋯⋯⋯⋯ 160
1 歩行時筋活動の特徴⋯⋯⋯160
5 小児の歩行⋯⋯⋯⋯⋯⋯⋯ 162
1 小児の起立・歩行の発達段階⋯162
2 小児歩行の特徴⋯⋯⋯⋯⋯162
6 走行⋯⋯⋯⋯⋯⋯⋯⋯⋯⋯ 163
1 走行と歩行の比較⋯⋯⋯⋯163
7 異常歩行⋯⋯⋯⋯⋯⋯⋯⋯ 165
1 異常歩行の分析(評価時の着眼点)⋯165
2 疾患・障害別異常歩行⋯⋯165
3 異常歩行の例⋯⋯⋯⋯⋯⋯169

第7章 運動学習

1 運動学習⋯⋯⋯⋯⋯⋯⋯⋯ 172
1 学習の定義⋯⋯⋯⋯⋯⋯⋯172
2 学習の種類⋯⋯⋯⋯⋯⋯⋯172
3 運動学習⋯⋯⋯⋯⋯⋯⋯⋯172
4 運動技能⋯⋯⋯⋯⋯⋯⋯⋯172

- 5 条件づけ……………………173
- 6 運動技能学習の過程………175
- 7 練習と訓練………………175

付録　筋の作用と神経支配

筋の作用と神経支配……………178
- 1 肩甲骨の動き……………178
- 2 肩関節の動き……………178
- 3 肘関節の動き……………179
- 4 手関節の動き……………179
- 5 手の指の動き……………180
- 6 股関節の動き……………181
- 7 膝関節の動き……………182
- 8 足関節の動き……………182
- 9 足の指の動き……………183
- 10 体幹の動き………………184
- 11 骨盤の動き………………184

文献……………………………185
索引……………………………188

本書は「PT・OT基礎から学ぶ運動学ノート」(医歯薬出版，2010年第1版第9刷発行)のデータをもとに編集制作した．

第1章
運動学総論

1. 運動力学の基礎 …………………… 2
2. 身体運動の面と軸 ………………… 5
3. 運動の表し方 ……………………… 7
4. 運動の法則 ………………………… 10
5. 仕事と力学的エネルギー ………… 13
6. 剛体に働く力 ……………………… 15
7. 骨の構造と機能 …………………… 21
8. 関節の構造と機能 ………………… 23
9. 骨格筋の構造と機能 ……………… 24
10. 筋の収縮① ……………………… 27
11. 筋の収縮② ……………………… 30
12. 運動単位 ………………………… 32

1 運動力学の基礎

1 生体力学とは

生体力学 (biomechanics)：力学的原理を生体運動の解析に応用する学問.

2 力学の構成

分類		事項
力学 (mechanics)	運動学 (kinematics)	変位, 速度, 加速度
	静力学 (statics)	力の方向と大きさ 力の作用点 力のモーメント 力のつり合い
	運動力学 (kinetics)　動力学 (dynamics)	運動法則 等速運動 加速度運動 重力 摩擦, 粘性 力学的エネルギー 運動量

(中村・他[1])

SIDE MEMO　変位

物体が運動する際には物体の位置が変化する．この位置変化を変位という．

SIDE MEMO 運動の分類方法

① 関節の運動に基づく分類
② 筋収縮様式に基づく分類
③ 生体力学に基づく分類
④ 運動発現の理由に基づく分類
⑤ 運動の目的に基づく分類

3 力学の単位

	CGS単位	MKS単位
長さ	1cm（センチメートル）	1m（メートル）
質量	1g（グラム）	1kg（キログラム）
時間	1秒（s, sec）	
速度	1cm/sec	1m/sec
加速度	1cm/sec^2 （毎秒1cm/secずつ速度が増すときの加速度）	1m/sec^2
力	1dyn（ダイン） （1gの質量に作用して1cm/sec^{2}の加速度を生じる力）	1N（ニュートン） （1kgの質量に作用して1m/sec^{2}の加速度を生じる力）
仕事エネルギー	1erg（エルグ） （1dynの力が働いて力の方向に1cm動いたときの仕事） ＝1dyn・cm	1J（ジュール） （1Nの力が働いて力の方向に1m動いたときの仕事） ＝10^{7}erg＝1N×m
仕事率 （動力）		1ワット（W）＝1J/sec 1キロワット（kW）＝10^{3}W 1馬力※（PS）（ヨーロッパ制） （1秒間に75kg重・mの仕事をする仕事率）＝735.5W 1馬力※（HP, IP）（日・英・米制） （1秒間に550フィート・ポンドの仕事をする仕事率）＝745.7W 1馬力※（H.P.）（メートル制）＝750W

※馬力にはヨーロッパ制（仏馬力）と，日・英・米制（英馬力）とがある．日本では，1962年以後は仏馬力だけが特殊用途に限って法的に使用が認められている．
※「/」＝「毎（まい）または，パー」と読む．

(中村・他[2])

1 運動力学の基礎

IDE MEMO　CGS単位系とMKS単位系

> CGS単位系：長さにセンチメートル〔cm（C）〕，質量に〔g（G）〕，時間に〔秒（S）〕の単位を採用し，他の単位をこれから誘導するように定めた単位系．
>
> 　C：cm
> 　G：g
> 　S：秒（s）
>
> MKS単位系：長さにメートル（M），質量に（Kg），時間に（秒（S））の単位を採用し，他の単位をこれから誘導するように定めた単位系．
>
> 　M：m
> 　K：kg
> 　S：秒（s）

2 身体運動の面と軸

1 基本的肢位

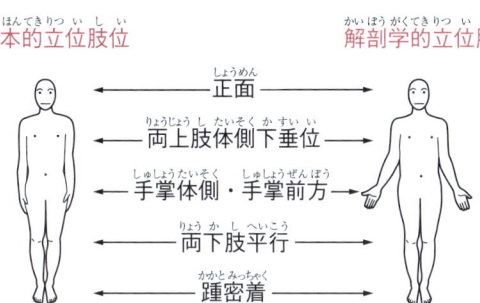

基本的立位肢位 / 解剖学的立位肢位
- 正面
- 両上肢体側下垂位
- 手掌体側・手掌前方
- 両下肢平行
- 踵密着

2 運動の面と軸

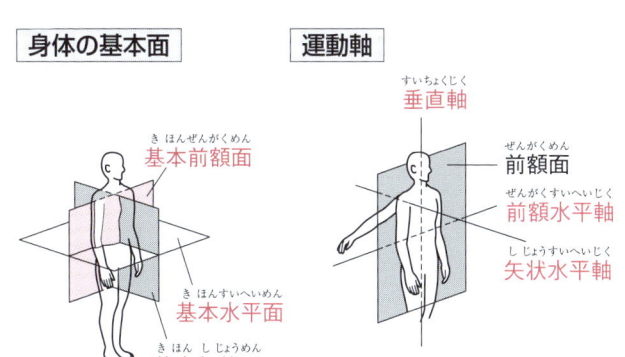

身体の基本面
- 基本前額面
- 基本水平面
- 基本矢状面

運動軸
- 垂直軸
- 前額面
- 前額水平軸
- 矢状水平軸

運動軸における運動方向について

運動軸	方向	運動面	軸を中心にした運動方向（例）
垂直軸 （すいちょくじく）	垂直方向軸	水平面	頭部や体幹の回旋 下垂位前腕の回内・外
矢状水平軸 （しじょうすいへいじく）	前後方向軸	前額面	肩関節・股関節の内転外転 頭部の側屈
前額水平軸 （ぜんがくすいへいじく）	矢状面に直角方向軸	矢状面	頭部の前屈後屈, 肩関節・股関節での屈曲伸展

SIDE MEMO 身体の基本面

① 基本矢状（正中）面

　身体を左右に2分する垂直面.

② 基本前額面

　身体を前後に2分する垂直面.

③ 基本水平（横断）面

　身体を上下に2分する水平面.

第1章　運動学総論

3 運動の表し方

1 運動の表し方

a. 変位：物体が運動したときの位置変化を指す．大きさと方向を規定したベクトル量のことである．

b. 速度：速さと運動する方向をあわせもつベクトル量のことで，合成や分解ができる．

$$\text{速度} = \frac{\text{移動距離}}{\text{時間}}$$

c. 加速度：物体の単位時間当たりの速度の変化を指す．

$$\text{加速度} = \frac{\text{終わりの速度} - \text{初めの速度}}{\text{要した時間}} \quad (\text{cm/sec}^2 \text{ または m/sec}^2)$$

d. 等速度運動：直線上を一定の速度で物体が運動すること．最も基本的な運動．

e. 等加速度運動：直線上を一定の加速度で物体が運動すること．加速度における加速過程は正（＋），減速過程は負（－），等速状態または静止状態は0で表す．

例）落下運動，鉛直方向投げなどはいつも重力が働き，同じ大きさの加速度をもつ（重力加速度という）ので等加速度運動である．

*重力加速度　$g = 980 \text{ cm/sec}^2$（センチメートル・パー・セカンド2乗）

　　　　　　　　$= 9.8 \text{ m/sec}^2$（メートル・パー・セカンド2乗）

SIDE MEMO　ベクトル量

> 物理学で扱う種々の量の中で大きさと方向をもつ量をベクトル量という．変位，速度，加速度，力，運動量，力積などがこれに当たる．

SIDE MEMO　スカラー量

ベクトル量に対して方向をもたず,大きさだけで表される量をスカラー量という.長さ,温度,質量などがこれに当たる.

SIDE MEMO　力の表示

ベクトルという有向線分で表される.大きさは線分の長さに比例する.
方向は矢印の向き.
例:$\vec{OA},\vec{V}$

2 力の合成と分解

a. 力の合成:2つ以上の力の総和を求めることをいい,総和したことにより求められた力を合力という.力の矢印を作図して求める.

・2つの力が同一線上にあるときの合成

※この場合,右向きを+,左向きを-で表す.

2力が同じ向き

合力$F=(+F_1)+(+F_2)$

2力が反対の向き

合力$F=(-F_1)+(+F_2)$

第1章　運動学総論

- 2つの力が角度をなしているときの合成
  平行四辺形の法則：平行四辺形の二辺 F_1 と F_2 のベクトルの和は平行四辺形の対角線である合力Fで示される．

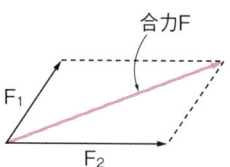

b. 力の分解：1つの力をそれと同じはたらきをする2つ以上の力に分けること．分解されて求められたそれぞれの力を分力という．

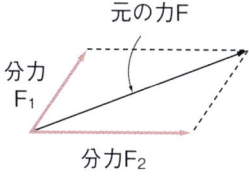

1つの力を2つの力に分解するには，分解しようとする力を平行四辺形の対角線とし，分解したい2つの方向に2辺がくるようにベクトルを描く．

4 運動の法則

1 運動の3つの法則

運動の第1法則:**慣性の法則**
- 物体に外力が働かないときは,物体はいつまでも静止している.
- 一様な運動をしている物体はいつまでも**等速運動**を続けようとする.

運動の第2法則:
$$F(力の大きさ) = m(質量) \times a(加速度)$$
- 加速度は力の大きさに**正比例**する.
- 加速度は物体の質量に**反比例**する.
- 加速度は力の働く方向と**同一方向**に働く.

☆運動方程式　物体に働く力=質量×加速度

運動の第3法則:**作用・反作用の法則**
- 物体Aが物体Bに力を作用するとき,物体Bもまた物体Aに同一線上で大きさが等しく,向きが反対の力を作用する.

(例)

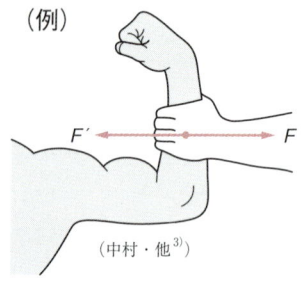

(中村・他[3])

肘屈筋群 F' の力の作用に対して前腕を引く力 F の作用を**反作用**といい,この2つの力がつり合っているとき,同一線上で大きさは等しく,向きは**反対**である.

SIDE MEMO 慣性(かんせい)

物体がその運動の現状を保ち続けようとする性質.

SIDE MEMO 運動量保存(うんどうりょうほぞん)の法則(ほうそく)

2つの物体が互いに作用・反作用の力のみで他の外力の作用がなければ,2つの運動量の総和(そうわ)は変化しない.

2 重力加速度(じゅうりょくかそくど)

重力　　：地球上の物体を地球に引きつけようとする力.
重力加速度：重力によって物体に生じる加速度.
　　　　　物体の種類,形,大きさに関係なくどこまでもほぼ一定.
　　　　　重力加速度(g) = 9.8m/sec^2

3 落下運動(らっかうんどう)

自由落下の公式

※この場合,物体の重さは関係ない

　重力加速度：g,時間：t(sec),
　速度：v(m/sec),落下距離：h(m).

公式

ⓐ $v = gt$　ⓑ $h = 1/2 gt^2$　ⓒ $v^2 = 2gh$

(例題)：60gの物体をある地点から落下させた.落下するまでの時間は10秒である.重力加速度を9.8m/sec^{2}とすると,高さ何メートルの地点から落下させたか.
　　　ⓑの公式にあてはめて…
　　　計算式：h = 1/2 × 9.8 × 10^2
　　　　　　　　　　答 490m

4　運動の法則

4 質量・重量・力の単位

	単位	内容
重量	kgw（キログラム重）	標準重力加速度の下で1kgの質量に作用する重力の大きさで表される．
力の重力単位	kgw（キログラム重）	質量1kgの分銅に作用する地球引力を1kgwの力としたもの．
力の絶対単位	N（ニュートン）	質量1kgの物体に$1m/sec^2$の加速度を生じさせる力の大きさを1Nとする．（1kgw =（9.8N））

5 仕事と力学的エネルギー

1 仕事と力学的エネルギー

a. 仕事

$$W(仕事量) = F(力) \times S(変位)距離$$

…力により物体が変位したときの力と距離の積

- 力の方向と変位の方向が一致している場合

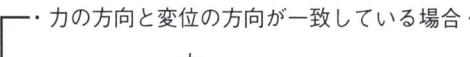

$$W = F \times S$$

- 力の方向と変位の方向が θ（シータ）の角度を持つ場合

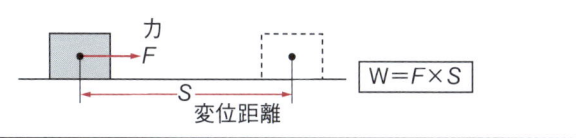

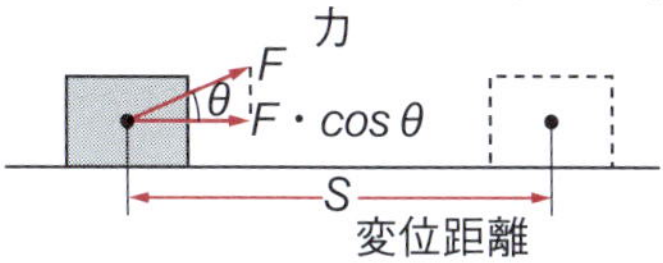

$$W(ワット) = F(力) \times cos\theta(コサインシータ) \times S(距離)$$

b. 仕事の単位

$$1J(ジュール) = 1N(ニュートン) \times 1m$$

…1Nの力が物体に働いて，その方向に物体が1m移動したときの仕事の単位

$$1erg(エルグ) = 1dyn(ダイン) \times 1cm$$

…1dynの力が物体に働いてその方向に物体が1cm移動したときの仕事の単位

c. 仕事率：単位時間内になされる仕事

$$1W(ワット) = 1J(ジュール)/1sec$$

…1秒間に1J（ジュール）の仕事をするときの仕事率を1W（ワット）という．

d. 力学的エネルギー

> Eh：位置エネルギー = m（質量）× g（重力加速度）× h（高さ）
> Ev：運動エネルギー = 1/2 × m（質量）× v（速さ）^{2}

　ある位置に物体が存在するときの位置エネルギーと物体が運動するときの運動エネルギーの和を力学的エネルギーという．物体に運動が起こっても，物体のもつ力学的エネルギーは一定に保たれる．

> Eh + Ev = mgh + 1/2mv^2 ＝一定である

　…力学的エネルギー保存の法則

SIDE MEMO　エネルギーとは

> 物理学でいうエネルギーは，「仕事をする可能性」と定義する．
> （例1）
> 「太陽エネルギー」は地表を温め，雲をつくり植物を育てる仕事をしている．
> （例2）
> Aの物体がBの物体に仕事をする．その仕事の結果，Aはエネルギーを失い，Bはエネルギーを得る．AからBに移動したエネルギーを仕事の量（J）で表す．

SIDE MEMO　力学的エネルギー

> ①「運動エネルギー」
> 運動している物体は静止している物体よりもエネルギーを多くもっている．これを「運動エネルギー」という．
> ②「弾性力による位置エネルギー」
> 弓を引き，矢をはなつとき，弓を強く引いたほうが矢は遠くへ飛ぶ．このときの弓，つまり弾力のあるものが元に戻ろうとするときのエネルギーを「弾性力による位置エネルギー」という．
> ③「重力による位置エネルギー」
> 低い台から落としても割れない物体を高い所から落とすと割れて粉々になる．高い所にある物体は低い所の物体よりも大きなエネルギーをもつ．このエネルギーを「重力による位置エネルギー」という．

6 剛体に働く力

1 モーメント（トルク）

・力のモーメント＝物体に力を加えたとき，ある軸を中心として，その物体が回転した場合，その回転させる力の働きをいう．

> M（モーメント）＝ F（力）× a（距離）
> 〔注〕この場合での距離とは，回転軸から力の作用線上に下ろした線の距離をいう．

正のモーメント＝反時計（左）回り
負のモーメント＝時計（右）回り

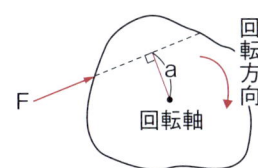

SIDE MEMO 剛体とは

> 力が働いても変形しないが，大きさのある物体を剛体という．一般に剛体に力が働くと，剛体は回転運動をしながら移動する（並進運動）．

❷ てこの種類

●第1のてこ：支点が力点と荷重（作用）点の間にある形のてこ．
　　　　　　特徴：安定性

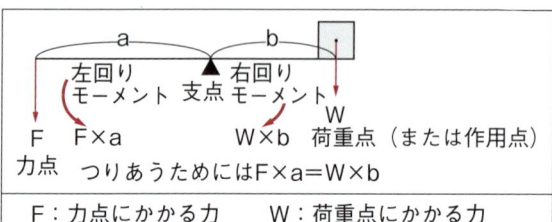

F：力点にかかる力　　W：荷重点にかかる力
a：支点〜力点間距離　W：支点〜荷重点間距離

（例）

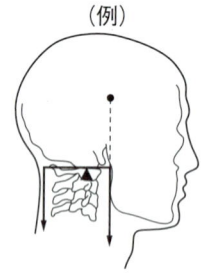

（中村・他[4]）

●第2のてこ：荷重（作用）点が支点と力点の間にある形のてこ．
　　　　　　特徴：力の有利性．物体の動く速さは遅くなるが，小さな力で重いものを動かすことができる．身体運動では少ない．
●第3のてこ：力点が支点と荷重点の間にあるてこ．
　　　　　　特徴：運動の速さに有利．大きな力は必要であるが，物体を速く動かすことができる．

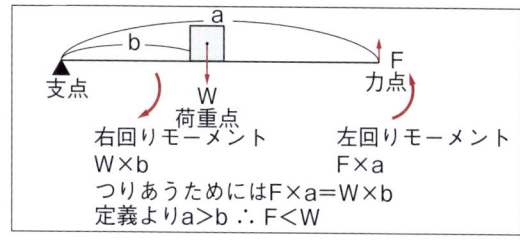

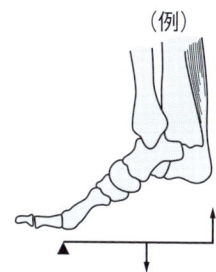

(例)

(中村・他[5])

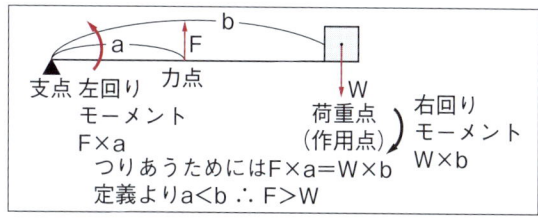

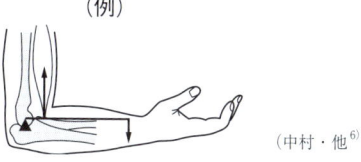

(例)

(中村・他[6])

3 関節角度と力の関係

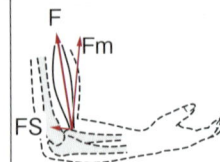

F：筋の発生する収縮力
Fm：Fの分力で関節を動かす力
Fs：Fの分力で関節の安定化に影響する力

※同一の筋が同一の収縮力を発揮しても，関節の位置（角度）が異なればその筋の関節への影響は異なる．

- ●鋭角の場合：橈骨を上腕骨から引き離す分力が出現し，関節の安定性は低下する．
- ●直角の場合：鈍角の場合と比較して，関節の安定性は低下するが，肘屈曲力は増加する．
- ●鈍角の場合：鋭角や直角の場合と比較して，橈骨を押しつける分力が大きくなり関節への安定性は増加するが，肘屈曲力は減少する．

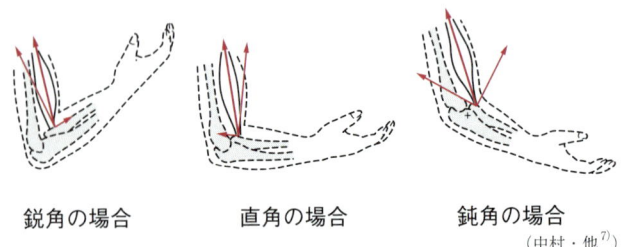

鋭角の場合　　　　直角の場合　　　　鈍角の場合

(中村・他[7])

4 滑車と輪軸

小さな力を与えて大きな荷重の運動を起こすため，てこの他に滑車や輪軸などを利用する．

a. 滑車

- **定滑車**：力の方向を変換するだけの働き，荷重は同量である．

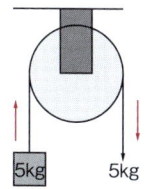

- **動滑車**：力の方向を変換し，必要な力を荷重の半分の力にする．

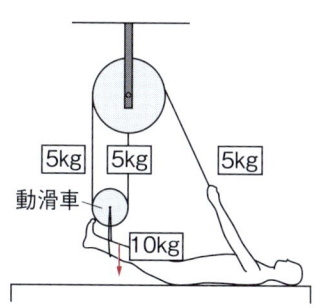

b. 輪軸：中心軸の車軸とそれを中心にして回転する車輪で構成される．

b-1　車輪に作用する例

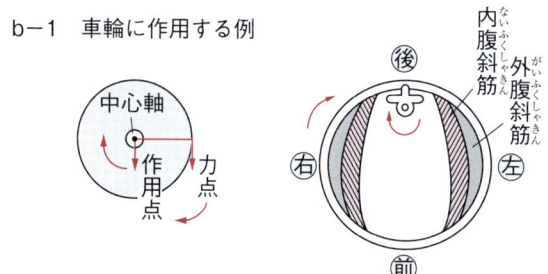

脊柱を車軸とすると，体幹を車輪にみなすことができる．腹斜筋群は車輪に作用する筋群である．

6　剛体に働く力

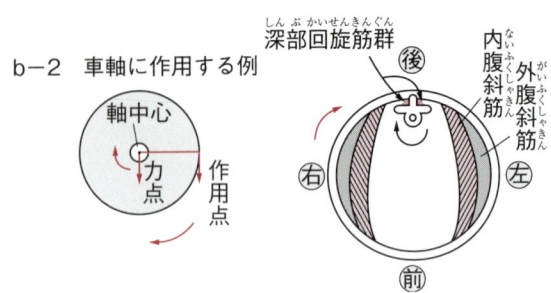

b-2 車軸に作用する例

脊柱を車軸，体幹を車輪と考えると，脊柱に付着する深部回旋筋群の多裂筋，回旋筋，半棘筋は，車軸に作用して車輪を回旋させる．

7 骨の構造と機能

1 骨の構造

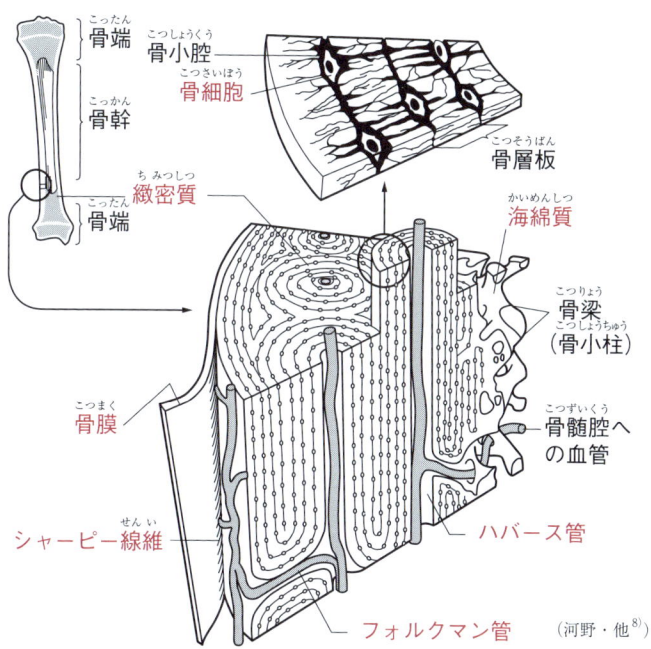

(河野・他[8])

SIDE MEMO 成人の骨の数

頭蓋骨	23
脊椎骨	26
胸骨	1
肋骨	24
上肢骨	64
下肢骨	62
計	200個

2 骨の形状分類

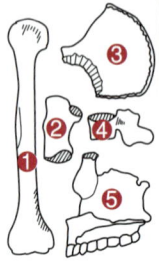

骨の形の名称	特徴	典型例
❶長骨	長い棒のような骨	上腕骨・大腿骨
❷短骨	短い塊状の骨	手根骨・踵骨
❸扁平骨	平たい骨	頭頂骨・胸骨
❹不規則骨	複雑な形をした骨	椎骨
❺含気骨	外界に通じる空洞をもった骨	上顎骨

3 骨の機能

a 力学的機能

- 身体の支柱となる────例) 脊柱, 下肢骨など

- 筋による受動的運動──例) 関節運動

- 内臓の保護────────例) 頭蓋腔 (脳の保護)

b 生理学的機能

- 骨髄による造血作用──赤色骨髄

- 無機塩類の貯蔵─────カルシウム, リンなど

8 関節の構造と機能

1 骨の連結

i) 不動性結合 ─── 線維性連結：靱帯結合，縫合，釘植
　　　　　　　 ─── 軟骨性連結：椎間板，恥骨結合
　　　　　　　 ─── 骨性連結：寛骨，仙骨，尾骨などの連結

ii) 可動性連結 ─── 滑膜性連結：狭義の関節

2 関節の構造

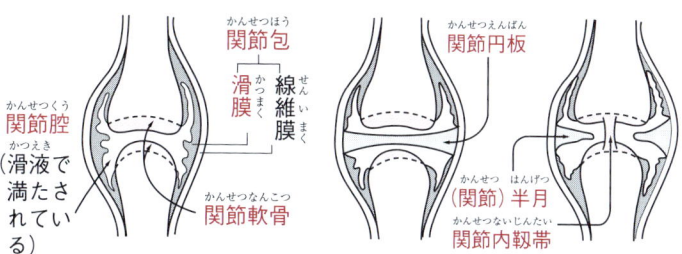

●関節内の付属物

- **関節円板**：関節腔を完全に二分する軟骨板
- **(関節)半月**：関節腔を不完全に二分する軟骨板
- **関節唇**：関節窩の深さを増す
- **関節周囲靱帯**：関節の安定性の補強
- **関節内靱帯**：関節腔内の靱帯

SIDE MEMO　縫合

頭蓋の内外面を覆う骨膜を連結する骨間にある，ごくわずかな結合組織による連結．

9 骨格筋の構造と機能

1 骨格筋の構造

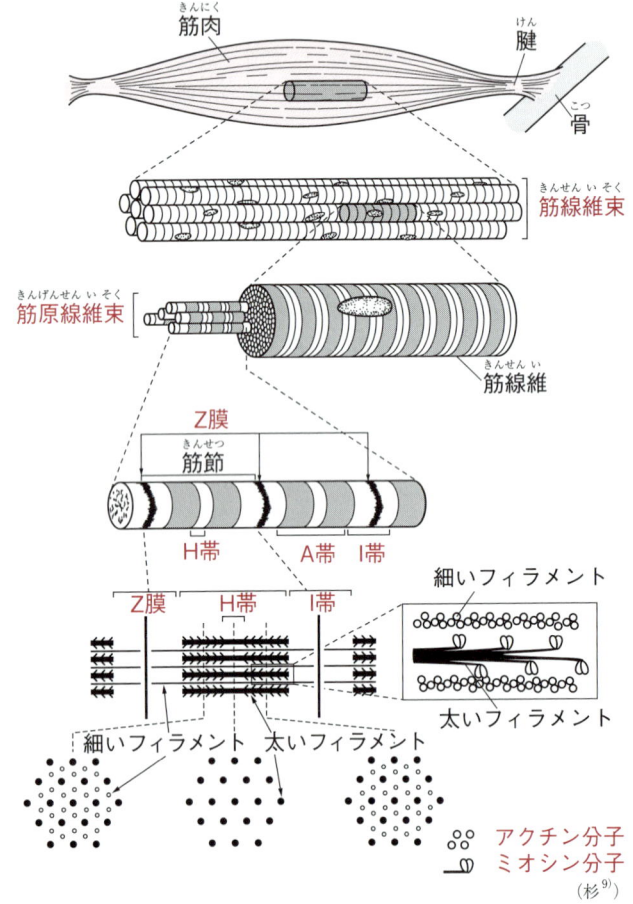

(杉[9])

2 筋収縮のメカニズム

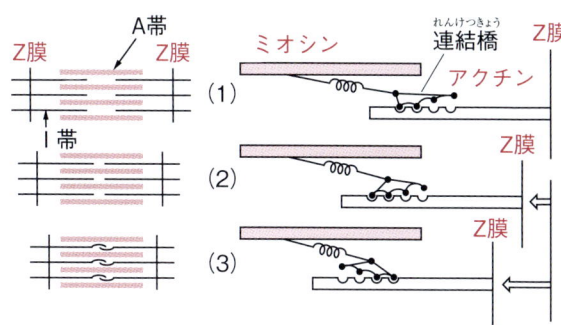

 筋節内（Z膜からZ膜の間）には太さの異なる2種類のフィラメントが配列している．細いフィラメントをアクチン，太いフィラメントをミオシンという．

 この2種類のフィラメントは収縮時に各々の長さは一定のまま，細いフィラメントアクチンが太いフィラメントミオシンに対して滑走し，その間に入り込むことによって筋節全体としては短縮する．この考え方を滑走説という．

 収縮のメカニズムは，細いフィラメントと太いフィラメントの間に形成されている連結橋（架橋）の運動によってフィラメントの滑走が起こると考えられる．

SIDE MEMO　ミオシンフィラメント（太いフィラメント）

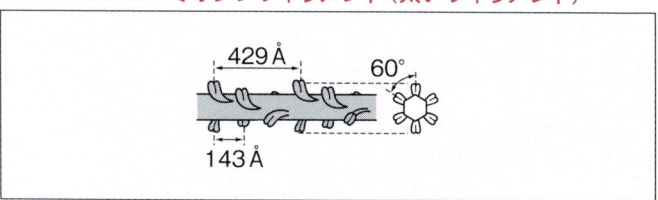

9　骨格筋の構造と機能

3 骨格筋線維の生理学的特徴

特性	筋線維		
	遅筋	中間筋	速筋
別名	Ⅰ型筋	Ⅱa型筋	Ⅱb型筋
筋線維タイプ	SO(S)	FOG(FR)	FG(FF)
筋収縮のスピード	遅い	中間	速い
疲労の程度	遅い	中間	速い
筋線維径	小さい	中間	大きい
色	赤い	やや赤い	白い
ミオグロビンの含有	多い	多い	少ない
ミトコンドリア	多い	多い	少ない
酸化酵素	高い	中間	低い
解糖酵素	低い	中間	高い
グリコーゲン含有	低い	中間	高い
ミオシンのATPase活性	低い	高い	高い
ATPの主な供給源	酸化的リン酸化	酸化的リン酸化＋解糖	解糖作用

※ ATPase：(ATPアーゼ) ATP加水分解酵素

SIDE MEMO　アクチンフィラメント（細いフィラメント）

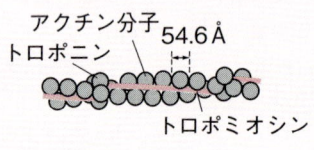

SIDE MEMO　筋収縮のエネルギー

Ca^{2+}濃度が増加すると，ミオシンとアクチンの間に形成されている連結橋の働きによって筋収縮の滑走が起こる．その際のエネルギー源はATPである．ATPは生体組織のエネルギー供給源として最も重要な物質である．

10 筋の収縮①

1 筋収縮の様態

a. 求心性収縮，遠心性収縮
- 求心性収縮…筋の長さが短縮しながら収縮する．
- 遠心性収縮…筋の長さが伸長しながら収縮する．

〈特徴〉・外力が筋の張力より強い場合や運動を制御するときにみられる．
- 筋力が大きい．
- 筋力増強，仕事率，仕事量に関して最も効果大．
- 同じ仕事量で求心性収縮よりエネルギー消費が少ない．

b. 筋出力の違い

　　最大遠心性収縮＞最大等尺性収縮＞最大求心性収縮

c. 静止性収縮…筋の長さが変化しないで収縮すること．等尺性収縮と同一である．

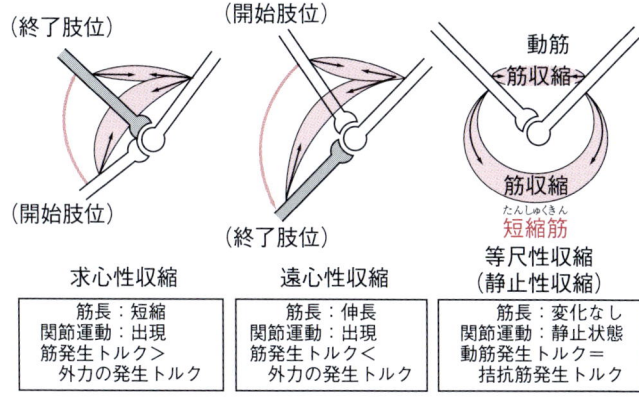

d. 等張性収縮と等尺性収縮

- 等張性収縮…関節運動が起こっている間の筋の張力が一定である収縮運動．

〈特徴〉・時間がかかる⇒酸素消費が大
　　　・筋ポンプ作用⇒静脈，リンパの流れを促進
　　　・心肺機能の促進

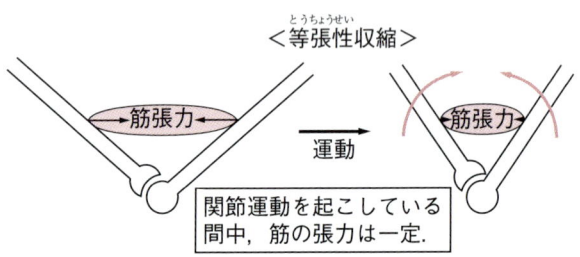

＜等張性収縮＞

関節運動を起こしている間中，筋の張力は一定．

- 等尺性収縮…筋の長さが一定のままで収縮し，関節運動が起きない運動．

〈特徴〉・大きな張力が得られるので筋力増強に有効．
　　　・短時間で筋力増強が可能．
　　　・関節運動を伴わない．
　　　　⇒筋の廃用性萎縮防止に用いる．

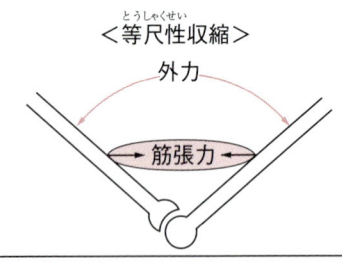

＜等尺性収縮＞

収縮筋の張力によるトルク＝外力によるトルク
筋の長さは収縮運動中一定
関節運動は起こらない

e. 相動性収縮と緊張性収縮

　相動性収縮…急激な動きを伴う収縮

　緊張性収縮…比較的弱い静止性収縮での持続性収縮

f. リバースアクション（筋の逆作用）

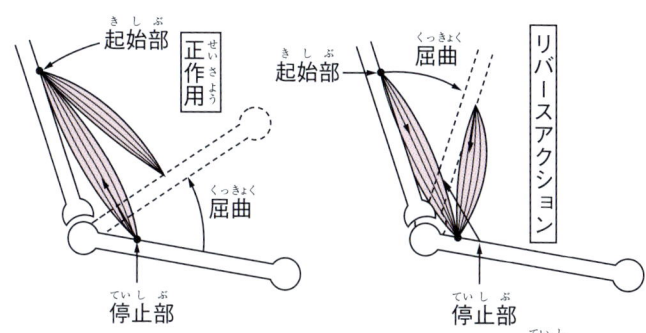

通常，筋の作用は筋の末梢側の付着部である停止部が起始部（筋の中枢側付着部）に近づくことを関節の動く方向に置き換えて正作用として表現しているが，逆に起始部が停止部に近づくことにより起こる作用を筋の逆作用という．

2 筋の働きによる分類

動筋	主動筋と補助動筋がある． 目的の方向に関節運動を起こさせる筋．
拮抗筋	動筋と逆の作用を起こす筋．
固定筋	関節運動を行うときに他の関節を固定する筋．
共同筋	ある運動を起こすときに主動筋以外に参加して運動を起こす筋．
中和筋	運動方向の主動作筋の無駄な動きを力のベクトルで相殺して中和し，動きをよりよい方向に行わせる筋．

11 筋の収縮②

1 単収縮と強縮

①**単収縮**：1回の刺激で1回の筋の収縮反応を起こすこと．

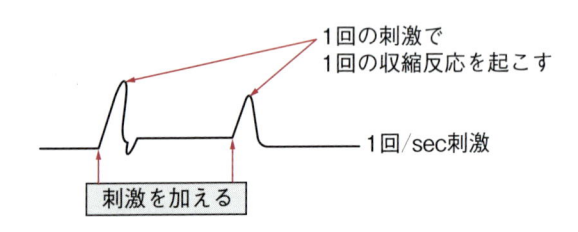

- 1回の刺激で1回の収縮反応を起こす
- 1回/sec刺激
- 刺激を加える

②**強縮**：刺激頻度を限りなく高めていくと単収縮が加重され，収縮が融合して大きくなること．

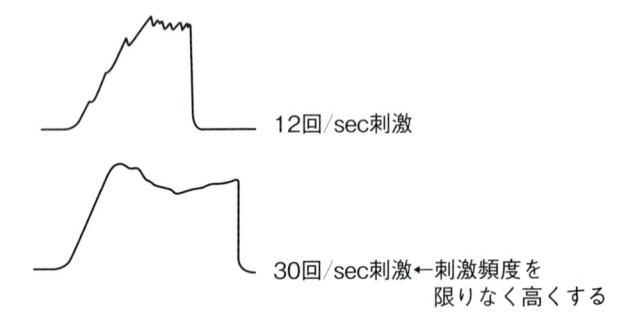

- 12回/sec刺激
- 30回/sec刺激 ← 刺激頻度を限りなく高くする

③収縮の段階現象：刺激の反復時間を短くし，連続して刺激すると収縮力は階段状に大きくなること．

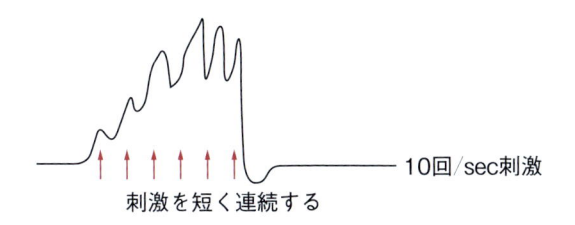

10回/sec刺激
刺激を短く連続する

2 筋張力

筋張力：収縮に参加した筋線維の数により決定される．

絶対筋力：発生する最大筋力と筋断面積との比で表される．人の場合，$4～8kg/cm^2$で性差はない．

静止張力：筋が収縮を起こしていないときの静止筋での張力．静止筋を他動的に引きのばすと筋組織の弾性の作用で静止張力が大きくなる．

活動張力：筋収縮のみにより得られた筋の張力．

全張力：静止張力＋活動張力（静止張力に活動張力を加えたもの）．

3 筋の短縮速度

筋の短縮速度：筋に加えられた負荷によって変化する．負荷量が大きくなると，短縮速度は低下する．負荷量が0の場合，短縮速度は最大となる．

SIDE MEMO 筋張力

筋は弾力性線維でできており，常に縮まろうとする力が働く．このように筋線維が縮まろうとする力の作用を外部からの反作用として測った力を張力という．ゆえに筋収縮力＝筋張力といえる．

12 運動単位

1 運動単位（MU：motor unit）

・運動単位：1個の運動ニューロンとそれに支配される筋線維群で構成される.

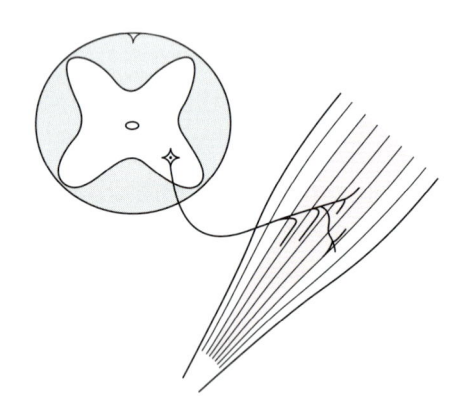

・Henneman（ヘンネマン）のサイズの原理
活動電位の小さい運動単位がまず活動し，次第に活動電位の大きい運動単位が活動に参加すること.

2 神経支配比

神経支配比：1本の運動神経が何本の筋線維を支配しているのかの比率.

精密運動筋 ➡ 神経支配比が小さい
（外眼筋や手指の筋など）

力強いおおまかな運動筋 ➡ 神経支配比が大きい
（抗重力筋など）

3 運動単位からの筋の分類

- S型（Slow twitch）→収縮速度は遅い，疲労しにくい，筋張力は小さい．
- FR型（Fast twitch resistant）→ S型とFF型の中間型．
- FF型（Fast twitch fatigable）→収縮速度は速い，疲労しやすい，筋張力は大きい．

S型	type I，遅筋，赤筋， SO (slow twitch oxidative fiber)
FR型	type IIa，速筋，赤筋， FOG (fast twitch oxidative glycolytic fiber)
FF型	type IIb，速筋，白筋， FG (fast twitch glycolytic fiber)

※遅筋は閾値が低く，速筋は閾値が高い．

SIDE MEMO　神経支配比

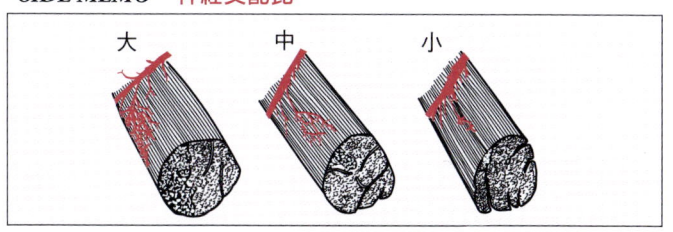

大　　中　　小

SIDE MEMO　相動性運動単位

筋収縮が速く，関節運動を行う運動単位で，白筋に多く，筋線維のタイプはFOGやFGである．

SIDE MEMO　緊張性運動単位

弱く持続的な筋収縮を行う運動単位で，姿勢保持や抗重力な働きをする．赤筋に多く，筋線維のタイプはSOである．

運動学総論

第2章
上肢の運動学

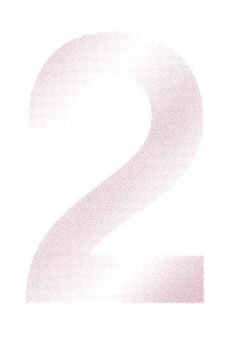

1. 上肢の解剖学 ・・・・・・・・・・・・・・・・・・・・・・ 36
2. 上肢帯の運動学 ・・・・・・・・・・・・・・・・・・・・ 49
3. 肩関節の運動学 ・・・・・・・・・・・・・・・・・・・・ 55
4. 肘関節の運動学 ・・・・・・・・・・・・・・・・・・・・ 59
5. 手の運動学① ・・・・・・・・・・・・・・・・・・・・・・ 63
6. 手の運動学② ・・・・・・・・・・・・・・・・・・・・・・ 67
7. 手の運動学③ ・・・・・・・・・・・・・・・・・・・・・・ 77

1 上肢の解剖学

1 上肢の骨格（右上肢前面）

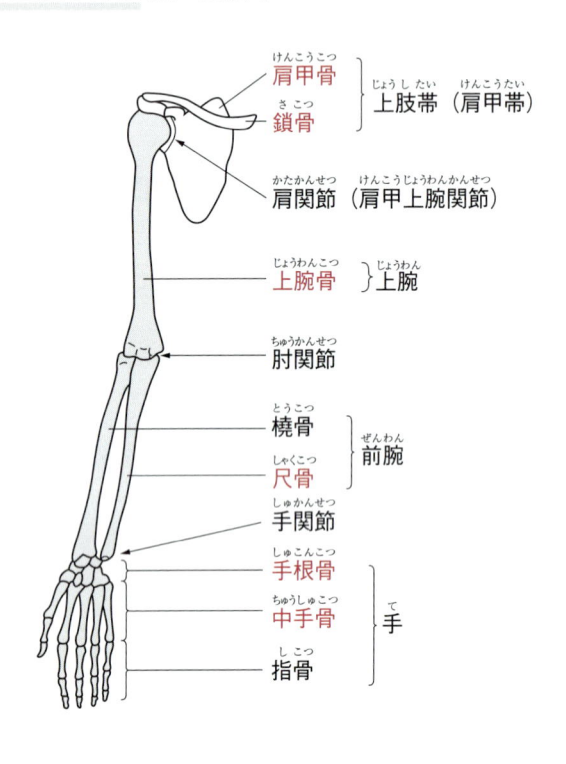

- 肩甲骨
- 鎖骨
  } 上肢帯（肩甲帯）
- 肩関節（肩甲上腕関節）
- 上腕骨 } 上腕
- 肘関節
- 橈骨
- 尺骨
  } 前腕
- 手関節
- 手根骨
- 中手骨
- 指骨
  } 手

2 上肢骨のまとめ

- 上肢骨（8種, 32個）
  - 上肢帯
    - ・可動性を主とした構造
    - ・外力に対する防御性が乏しい
    - 肩甲骨…1個, 扁平, 三角形の骨, 多くの筋が付着する
    - 鎖骨……1個, S状弯曲, 内2/3前方凸, 外1/3後方凸, 膜性骨化により生体内で最も早く骨化する
  - 自由上肢骨
    - 上腕骨…1個, 上肢最大の骨, 上1/2は円柱状, 下1/2は三角柱状
    - 橈骨……1個, 前腕外側の骨, 近位端が小さく遠位端が大きい
    - 尺骨……1個, 前腕内側の骨, 橈骨より長い近位端が大きく, 遠位端が小さい
    - 手根骨…8個, 2列に並び, 滑膜性関節で連結
    - 中手骨…5個, 管状骨
    - 手指骨…14個, 第Ⅱ～Ⅳ指：基節骨, 中節骨, 末節骨が存在, 第Ⅰ指（母指）：中節骨がない

3 肩部の骨 (右手背面)

a. 肩甲骨

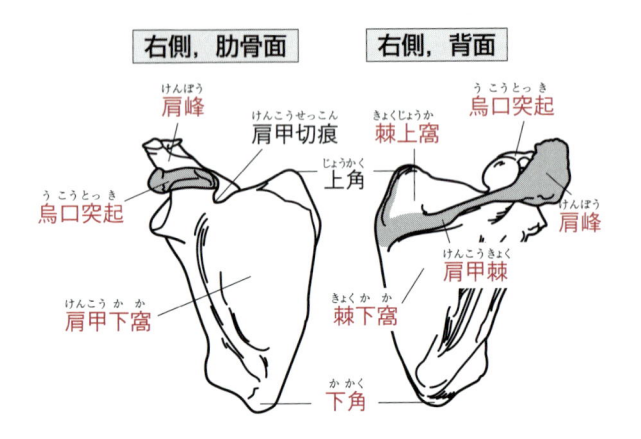

右側, 肋骨面

- 肩峰
- 肩甲切痕
- 上角
- 烏口突起
- 肩甲下窩

右側, 背面

- 棘上窩
- 烏口突起
- 肩峰
- 肩甲棘
- 棘下窩
- 下角

b. 鎖骨 (右)

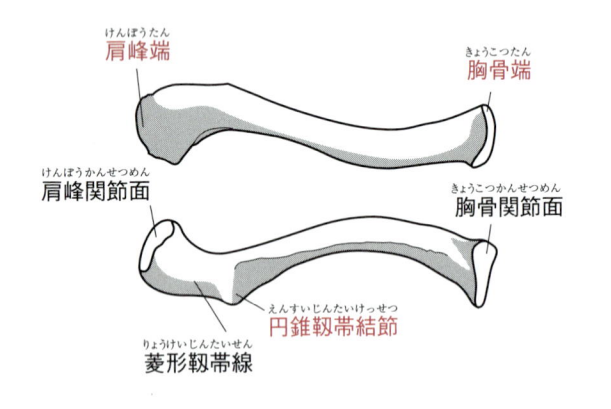

- 肩峰端
- 胸骨端
- 肩峰関節面
- 胸骨関節面
- 円錐靱帯結節
- 菱形靱帯線

第 2 章 上肢の運動学

c. 上腕骨

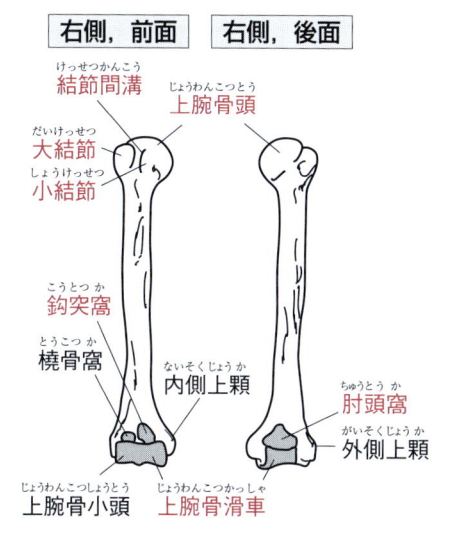

右側，前面

- 結節間溝(けっせつかんこう)
- 上腕骨頭(じょうわんこつとう)
- 大結節(だいけっせつ)
- 小結節(しょうけっせつ)
- 鉤突窩(こうとつか)
- 橈骨窩(とうこつか)
- 内側上顆(ないそくじょうか)
- 上腕骨小頭(じょうわんこつしょうとう)
- 上腕骨滑車(じょうわんこつかっしゃ)

右側，後面

- 肘頭窩(ちゅうとうか)
- 外側上顆(がいそくじょうか)

d. 尺骨と橈骨

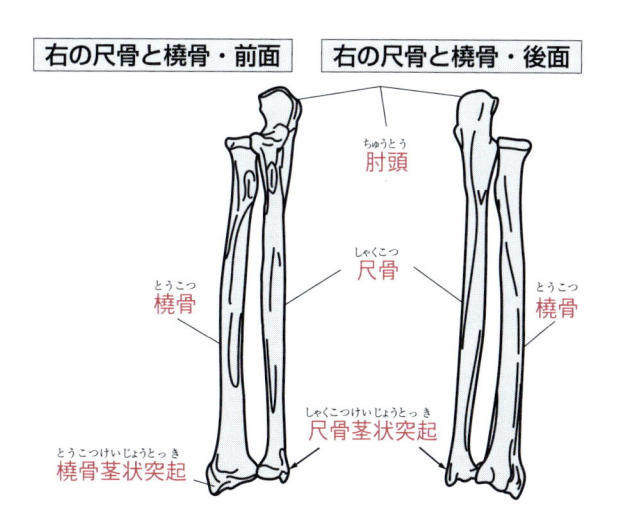

右の尺骨と橈骨・前面

- 橈骨(とうこつ)
- 橈骨茎状突起(とうこつけいじょうとっき)

右の尺骨と橈骨・後面

- 肘頭(ちゅうとう)
- 尺骨(しゃっこつ)
- 橈骨(とうこつ)
- 尺骨茎状突起(しゃくこつけいじょうとっき)

1 上肢の解剖学

e. 手部の骨（右手背面）

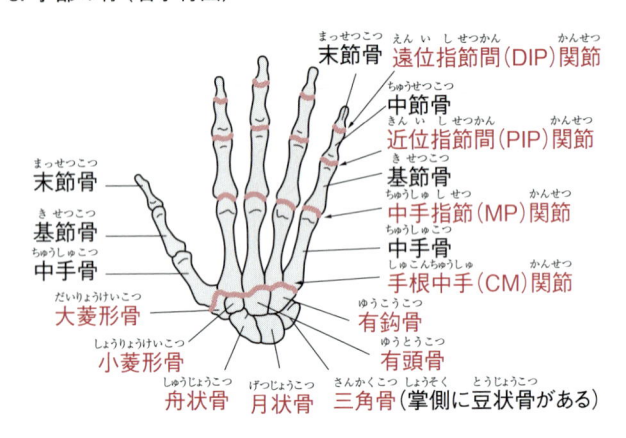

末節骨 ─ 遠位指節間（DIP）関節
中節骨 ─ 近位指節間（PIP）関節
基節骨
末節骨 ─ 中手指節（MP）関節
基節骨 ─ 中手骨
中手骨 ─ 手根中手（CM）関節
大菱形骨 ─ 有鈎骨
小菱形骨 ─ 有頭骨
舟状骨　月状骨　三角骨（掌側に豆状骨がある）

4 上肢の神経

上肢の末梢神経は腕神経叢（$C_5 \sim T_1$）に由来する．

a. 腕神経叢

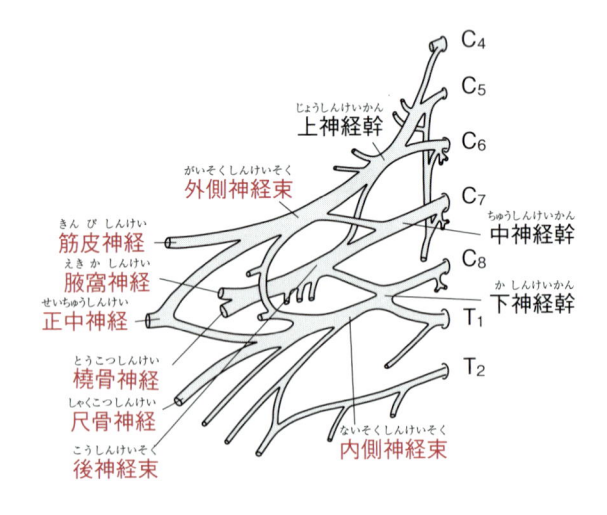

C_4
C_5
上神経幹
C_6
外側神経束
筋皮神経
C_7
中神経幹
腋窩神経
C_8
正中神経
下神経幹
T_1
橈骨神経
T_2
尺骨神経
後神経束
内側神経束

第2章　上肢の運動学

b. 上肢の末梢神経（右上肢内側面）

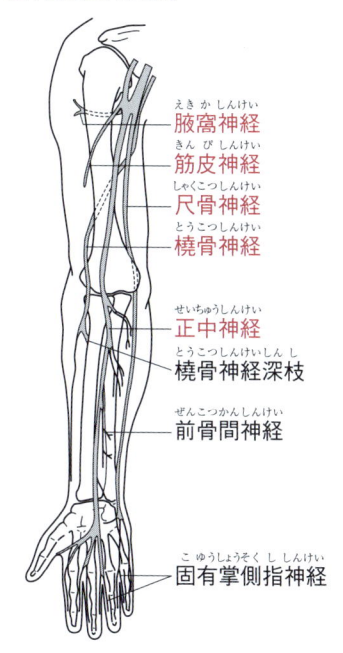

- 腋窩神経
- 筋皮神経
- 尺骨神経
- 橈骨神経
- 正中神経
- 橈骨神経深枝
- 前骨間神経
- 固有掌側指神経

5 上肢の血管

a. 上肢の動脈

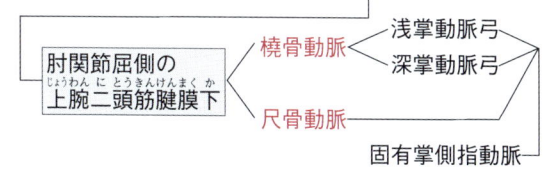

鎖骨下動脈 ─ 腋窩動脈 ─ 上腕動脈 ─ 肘関節屈側の上腕二頭筋腱膜下 ─ 橈骨動脈 ─ 浅掌動脈弓／深掌動脈弓
　　　　　　　　　　　　　　　　　　　　　　　　　　　　　　　　尺骨動脈 ─ 固有掌側指動脈

b. 上肢の動脈の走行図（右上肢前面）

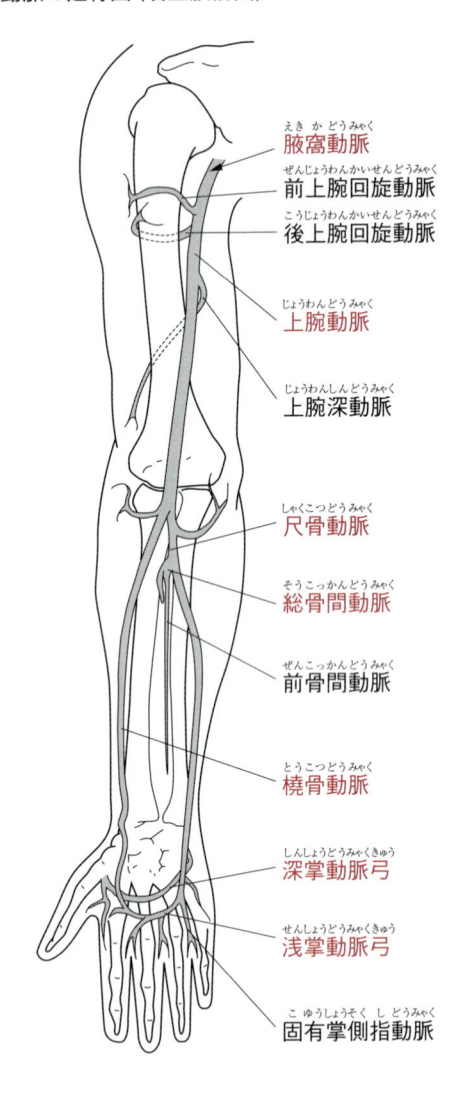

- 腋窩動脈
- 前上腕回旋動脈
- 後上腕回旋動脈
- 上腕動脈
- 上腕深動脈
- 尺骨動脈
- 総骨間動脈
- 前骨間動脈
- 橈骨動脈
- 深掌動脈弓
- 浅掌動脈弓
- 固有掌側指動脈

6 上肢の神経と筋支配

a. 腋窩・筋皮神経（右上肢前面）

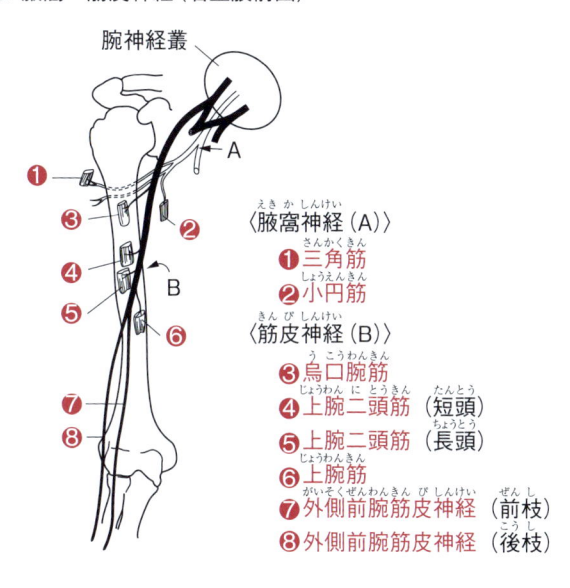

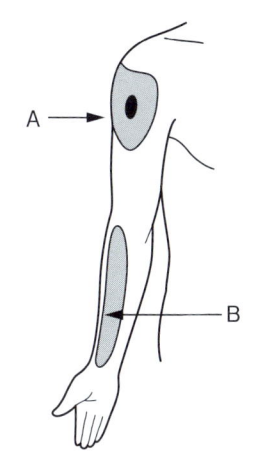

腕神経叢

〈腋窩神経（A）〉
① 三角筋
② 小円筋

〈筋皮神経（B）〉
③ 烏口腕筋
④ 上腕二頭筋（短頭）
⑤ 上腕二頭筋（長頭）
⑥ 上腕筋
⑦ 外側前腕筋皮神経（前枝）
⑧ 外側前腕筋皮神経（後枝）

〈感覚領野〉
A 腋窩神経（濃部は固有感覚領野）
B 筋皮神経

b. 橈骨神経

右上肢前面回内位

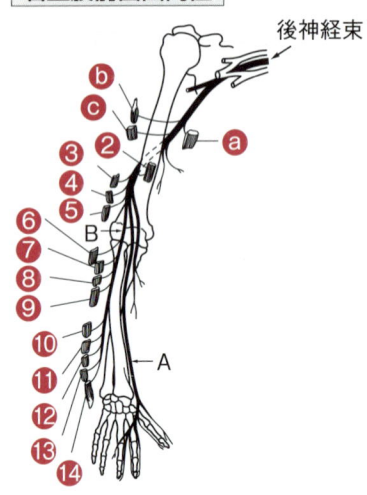

後神経束

〈上腕部〉
❶ 上腕三頭筋
　ⓐ 外側頭
　ⓑ 長頭
　ⓒ 内側頭
❷ 上腕筋
❸ 腕橈骨筋
❹ 長橈側手根伸筋
❺ 肘筋

〈前腕部〉
〈橈骨神経浅枝（感覚枝）(A)〉
〈橈骨神経深枝 (B)〉
❻ 短橈側手根伸筋
❼ 指伸筋
❽ 小指伸筋
❾ 尺側手根伸筋
❿ 回外筋
⓫ 長母指外転筋
⓬ 短母指伸筋
⓭ 長母指伸筋
⓮ 示指伸筋

右上肢後面

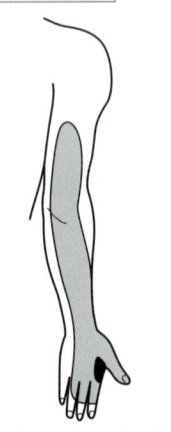

橈骨神経の感覚領野，固有感覚領野は明らかでないことが多い．

c. 尺骨神経

右上肢前面

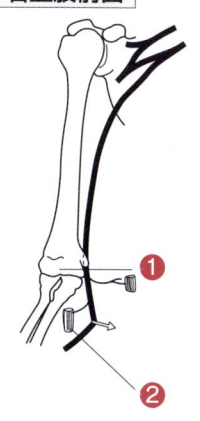

❶ 尺側手根屈筋
❷ 深指屈筋
（尺側2本）

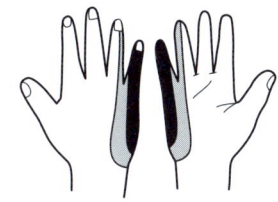

〈尺骨神経の感覚領野〉

右上肢手掌面

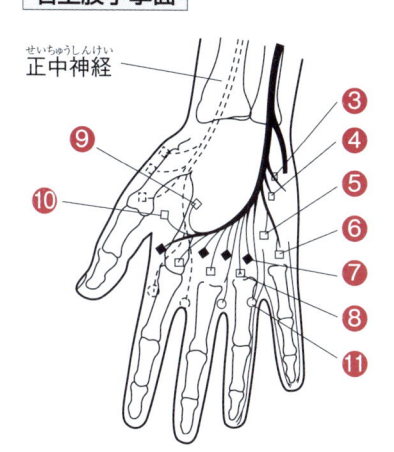

正中神経

〈浅枝（主に感覚枝）〉
❸ 短掌筋
〈深枝〉
❹ 小指外転筋
❺ 小指対立筋
❻ 小指屈筋
❼ 背側骨間筋
❽ 掌側骨間筋
❾ 母指内転筋
❿ 短母指屈筋（深頭）
⓫ 虫様筋

d. 正中神経

右上肢前面回外位

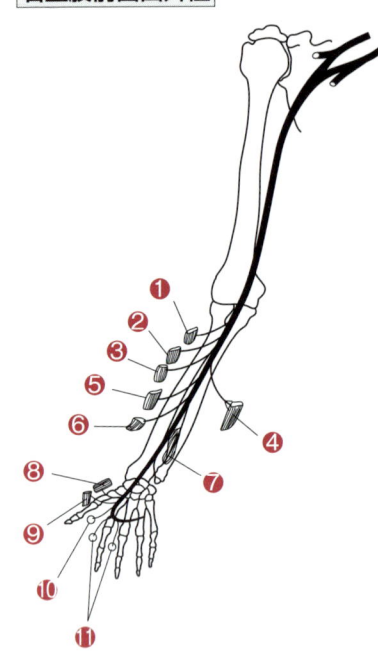

〈手外来筋〉
① 円回内筋
② 長掌筋
③ 橈側手根屈筋
④ 深指屈筋（橈側2本）
⑤ 浅指屈筋
⑥ 長母指屈筋
⑦ 方形回内筋

前骨間神経枝は長母指屈筋，示指の深指屈筋，方形回内筋を支配する．

〈手内筋〉
⑧ 短母指外転筋
⑨ 母指対立筋
⑩ 短母指屈筋（浅頭）
⑪ 虫様筋

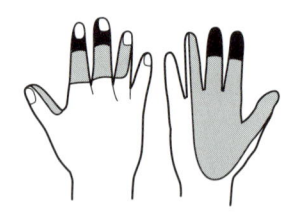

正中神経の感覚領野
濃部が固有感覚領野

e. 上肢の皮膚の感覚神経支配域（前面）

末梢神経分布	分節性および根性分布

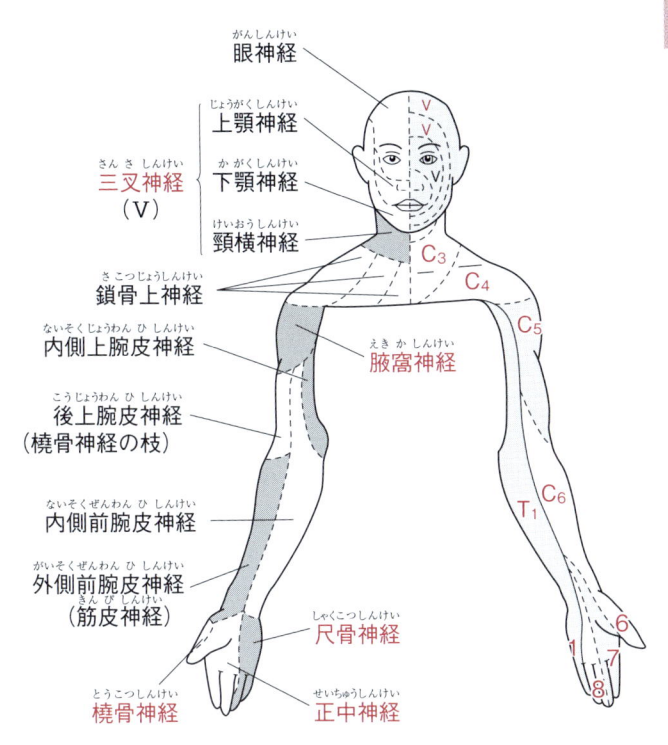

- 眼神経
- 上顎神経
- 三叉神経（V）
- 下顎神経
- 頸横神経
- 鎖骨上神経
- 内側上腕皮神経
- 腋窩神経
- 後上腕皮神経（橈骨神経の枝）
- 内側前腕皮神経
- 外側前腕皮神経（筋皮神経）
- 橈骨神経
- 尺骨神経
- 正中神経

C_3, C_4, C_5, C_6, T_1

(Chusud, 1988)

f. 上肢の皮膚の感覚神経支配域（後面）

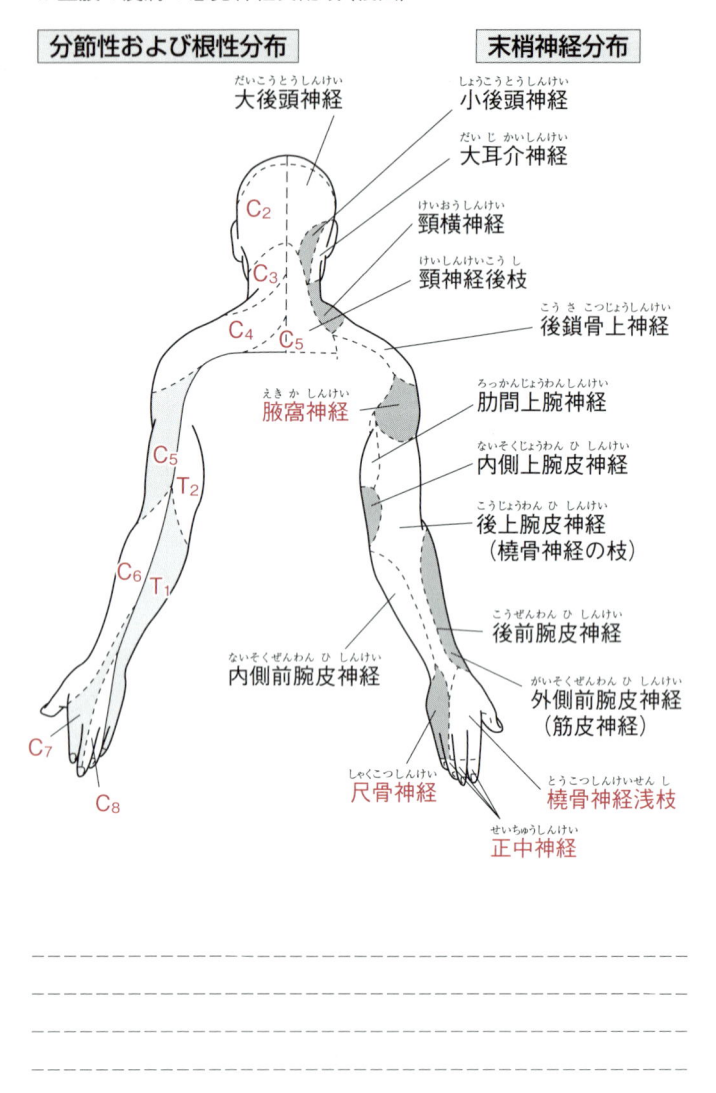

分節性および根性分布

- 大後頭神経
- C₂
- C₃
- C₄ C₅
- 腋窩神経
- C₅ T₂
- C₆ T₁
- 内側前腕皮神経
- C₇
- C₈

末梢神経分布

- 小後頭神経
- 大耳介神経
- 頸横神経
- 頸神経後枝
- 後鎖骨上神経
- 肋間上腕神経
- 内側上腕皮神経
- 後上腕皮神経（橈骨神経の枝）
- 後前腕皮神経
- 外側前腕皮神経（筋皮神経）
- 尺骨神経
- 橈骨神経浅枝
- 正中神経

2 上肢帯の運動学

1 胸鎖関節

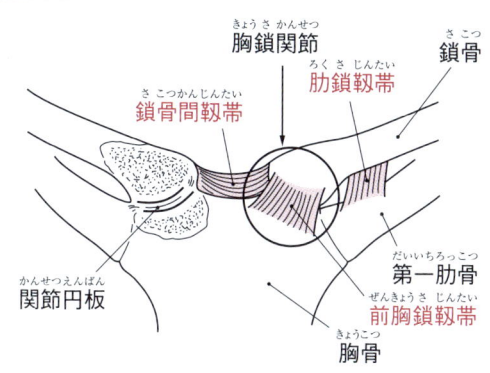

図中ラベル:
- 胸鎖関節
- 鎖骨
- 鎖骨間靱帯
- 肋鎖靱帯
- 関節円板
- 第一肋骨
- 前胸鎖靱帯
- 胸骨

- 体幹と上肢を連結する唯一の関節である．
- 関節の種類は構造的には鞍関節だが，関節円板の介在により球関節となっている．
- 鎖骨は胸骨と第一肋骨を連結する二重関節である．

2 鎖骨の可動域

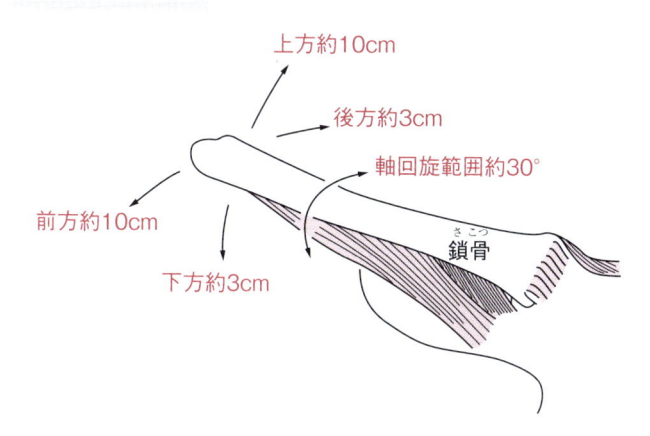

図中ラベル:
- 上方約10cm
- 後方約3cm
- 軸回旋範囲約30°
- 前方約10cm
- 下方約3cm
- 鎖骨

3 肩鎖関節（右前面）

- 肩峰と鎖骨を結ぶ平面（または半）関節．
- 胸鎖関節における肩甲骨の回旋約30°と，肩鎖関節における肩甲骨の回旋約30°とを合わせて，肩甲骨は体幹に対して約60°の回旋が可能である．

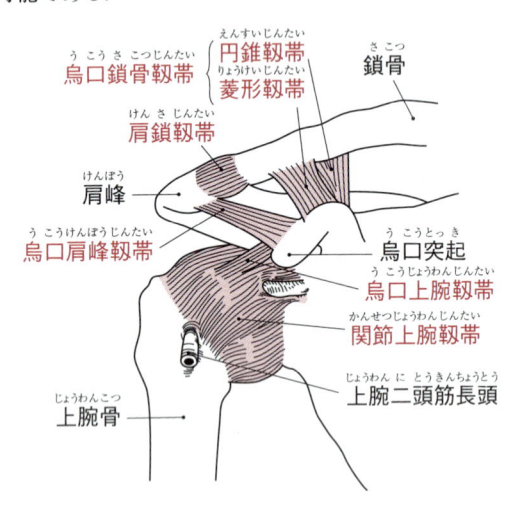

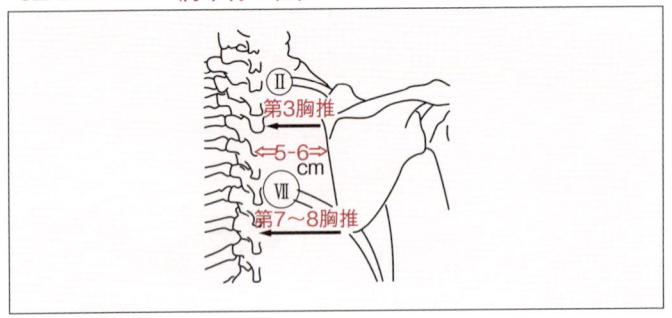

図中ラベル：
- 烏口鎖骨靱帯
- 円錐靱帯
- 菱形靱帯
- 鎖骨
- 肩鎖靱帯
- 肩峰
- 烏口肩峰靱帯
- 烏口突起
- 烏口上腕靱帯
- 関節上腕靱帯
- 上腕骨
- 上腕二頭筋長頭

SIDE MEMO 肩甲骨の位置

- II — 第3胸椎
- 5〜6 cm
- VII — 第7〜8胸椎

第2章 上肢の運動学

4 肩甲・胸郭関節（肩甲帯の動き）

a. 肩甲骨と鎖骨の位置（体幹水平横断上方から観察）

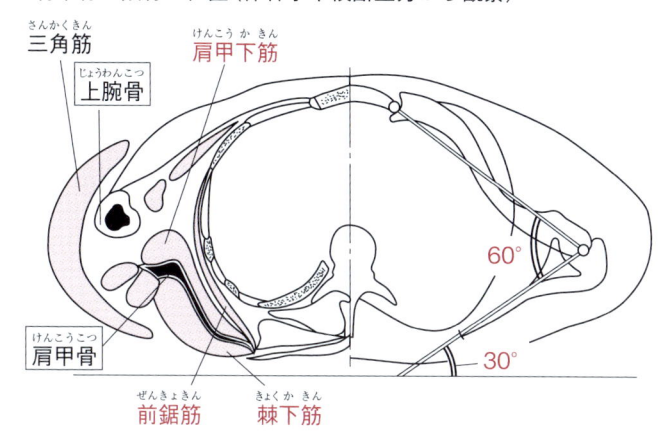

- 三角筋
- 上腕骨
- 肩甲下筋
- 肩甲骨
- 前鋸筋
- 棘下筋
- 60°
- 30°

SIDE MEMO　肩甲・胸郭関節

肩甲帯と肋骨による，胸郭との間になす間隙での運動を指す．解剖学的には関節ではないが，運動生理学上の動きを行うのでこう呼ぶ．

2 上肢帯の運動学

b. 肩甲骨の動き（後面）

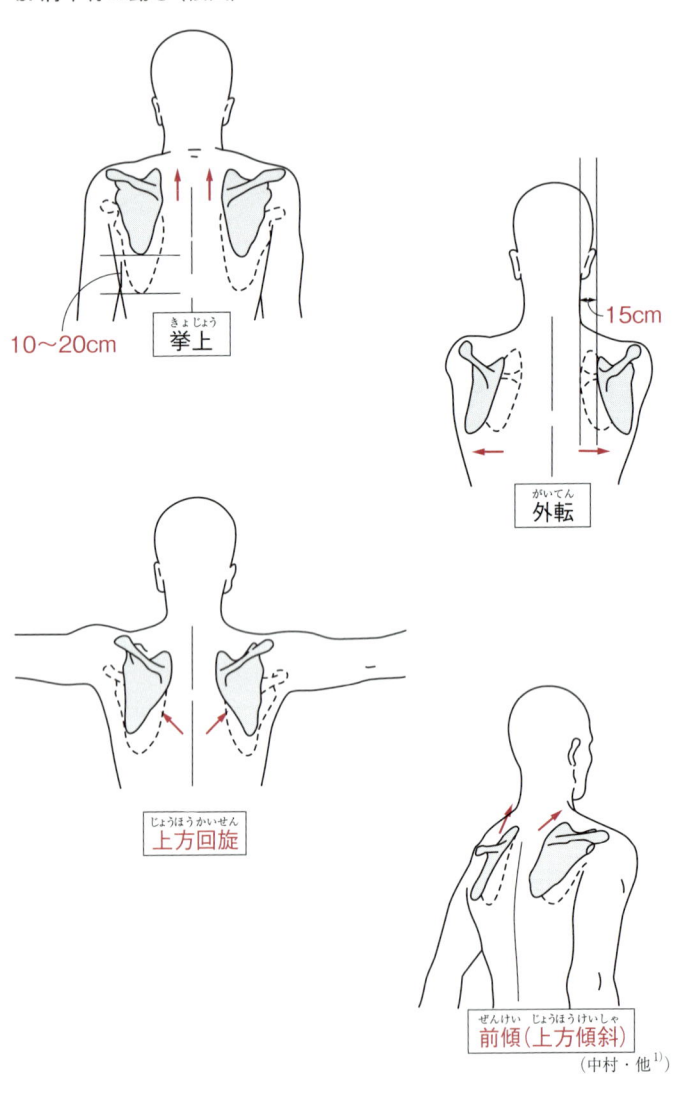

10～20cm 挙上

15cm 外転

上方回旋

前傾（上方傾斜）

(中村・他[1])

5 上肢帯の運動と筋

運動方向	運動内容	筋名
挙上	肩甲骨を挙げる	僧帽筋上部線維, 肩甲挙筋, 菱形筋
下制(引き下げ)	肩甲骨を引き下げる	鎖骨下筋, 小胸筋, 僧帽筋下部線維
外転(屈曲)	肩甲骨を脊柱から外側方向に引きはなす	前鋸筋, 小胸筋
内転(伸展)	肩甲骨を脊柱に近づける	僧帽筋中部線維, 菱形筋, 僧帽筋上・下部線維
上方回旋	肩甲骨関節窩を上に向ける	前鋸筋, 僧帽筋上・下部線維
下方回旋	肩甲骨関節窩を下に向ける	小胸筋, 菱形筋, 肩甲挙筋

2 上肢の運動学

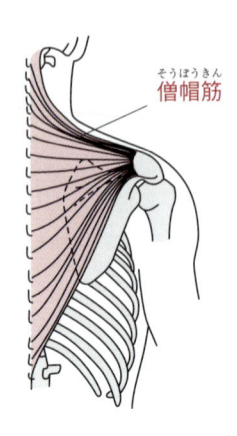

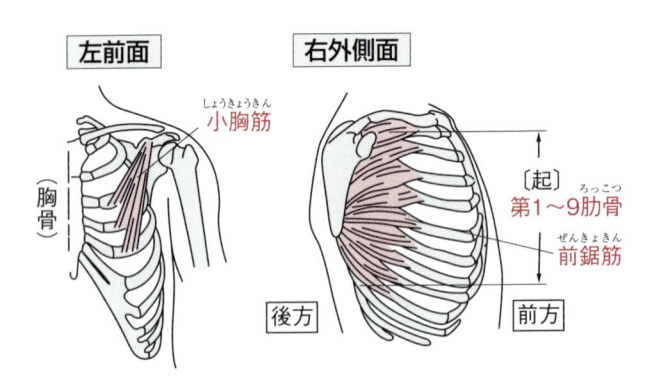

僧帽筋（そうぼうきん）

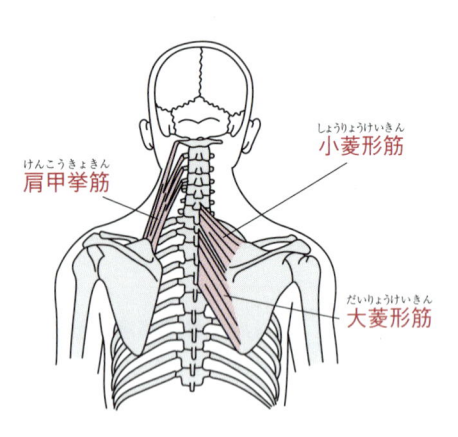

小菱形筋（しょうりょうけいきん）
肩甲挙筋（けんこうきょきん）
大菱形筋（だいりょうけいきん）

左前面
小胸筋（しょうきょうきん）
（胸骨）

右外側面
〔起〕第1〜9肋骨（ろっこつ）
前鋸筋（ぜんきょきん）
後方　前方

3 肩関節の運動学

1 肩関節の靱帯（右前面）

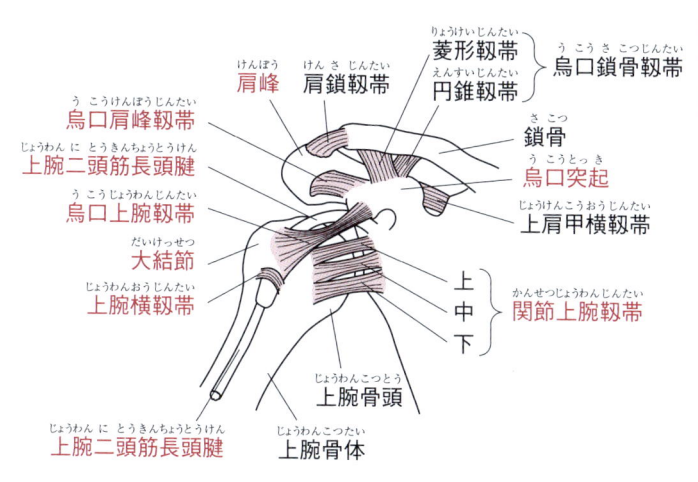

- 烏口肩峰靱帯
- 上腕二頭筋長頭腱
- 烏口上腕靱帯
- 大結節
- 上腕横靱帯
- 上腕二頭筋長頭腱
- 肩峰
- 肩鎖靱帯
- 菱形靱帯
- 円錐靱帯
- 烏口鎖骨靱帯
- 鎖骨
- 烏口突起
- 上肩甲横靱帯
- 関節上腕靱帯（上・中・下）
- 上腕骨頭
- 上腕骨体

2 回旋筋腱板（rotator cuff）

a. 回旋筋腱板の位置（左肩甲骨を外側から観察した図）

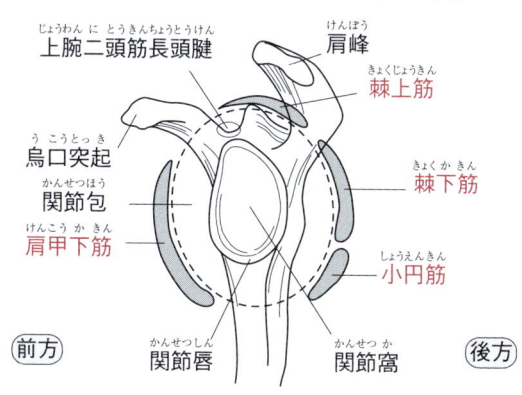

- 上腕二頭筋長頭腱
- 肩峰
- 棘上筋
- 烏口突起
- 棘下筋
- 関節包
- 肩甲下筋
- 小円筋
- 関節唇
- 関節窩

（前方）　（後方）

b. 回旋筋腱板の外観

右前肩甲骨内側面　　**右後面**

棘上筋
棘下筋
肩甲下筋
小円筋

c. 回旋筋腱板の機能
1. 肩甲上腕関節の回旋作用に働く．
2. 三角筋と共同して，外転作用に働く．
3. 骨頭を臼蓋（肩甲骨関節窩）に引きつけ，能率の悪い第3のテコの支点を安定させる．
4. 腱性臼蓋として，浅く小さい臼蓋（肩甲骨関節窩）を補う．

SIDE MEMO 　烏口上腕靱帯の機能

①臼蓋に対する上腕骨の回旋運動，屈曲，伸展，外転，水平外転の制動
②関節包上面の補強

SIDE MEMO 　回旋筋腱板

肩甲骨と上腕骨との関節（肩甲上腕関節）を補強する4つの筋．棘上筋，棘下筋，小円筋，肩甲下筋は肩関節の回旋筋腱板と呼ばれる．

3 肩関節の運動と筋

運動方向	運動内容	筋名
屈曲	矢状面上で前方に挙上する	三角筋(前部)、大胸筋(鎖骨部)、烏口腕筋、上腕二頭筋短頭
伸展	矢状面上で後方に挙上する	三角筋(後部)、広背筋、大円筋、上腕三頭筋長頭
外転	前額面上で側方に挙上する	三角筋(中部)、棘上筋、上腕二頭筋長頭
内転	外転した上肢を基本肢位に戻す。また、体幹に近づける	大胸筋、広背筋、大円筋、肩甲下筋、烏口腕筋、上腕二頭筋短頭

運動方向	運動内容	筋名
外旋	上腕長軸の回りで上肢を外に回旋する	棘下筋、小円筋、三角筋(後部)
内旋	上腕長軸の回りで上肢を内に回旋する	肩甲下筋、大円筋、大胸筋、三角筋(前部)、広背筋
水平屈曲または内転	肩90°外転位から前方へ運動する	三角筋(前部)、大胸筋、烏口腕筋、肩甲下筋
水平伸展または外転	肩90°外転位から後方へ運動する	三角筋(中部、後部)、棘下筋、小円筋、広背筋、大円筋

右外側

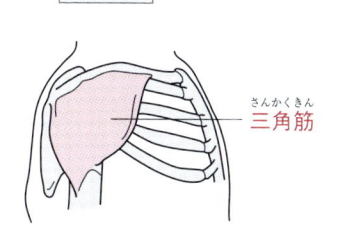

三角筋

右前面

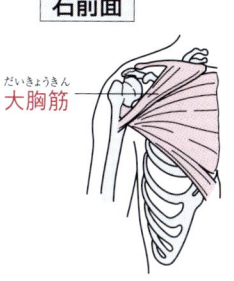

大胸筋

3 肩関節の運動学

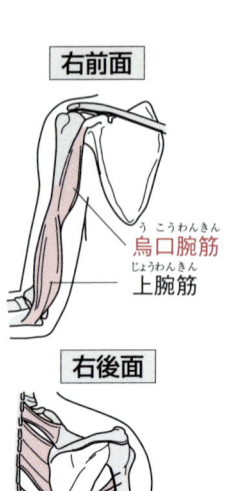

右前面

うこうわんきん
烏口腕筋
じょうわんきん
上腕筋

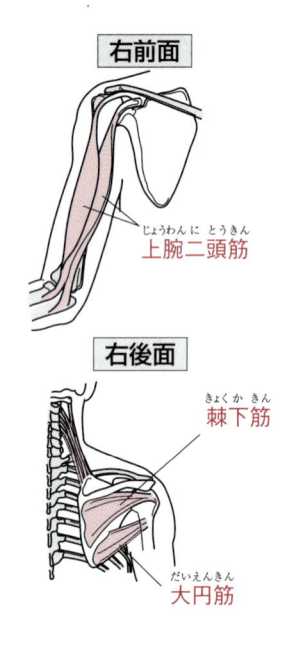

右前面

じょうわんにとうきん
上腕二頭筋

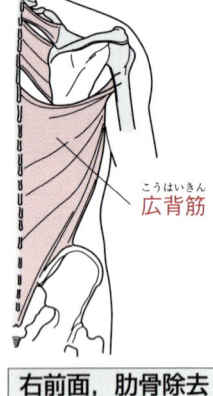

右後面

こうはいきん
広背筋

右後面

きょくかきん
棘下筋

だいえんきん
大円筋

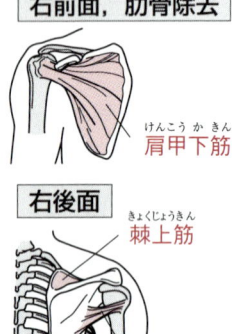

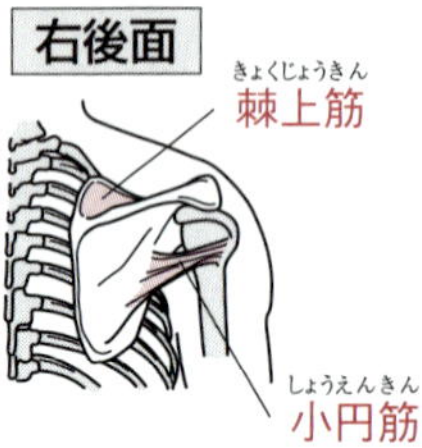

右前面，肋骨除去

けんこうかきん
肩甲下筋

右後面

きょくじょうきん
棘上筋

しょうえんきん
小円筋

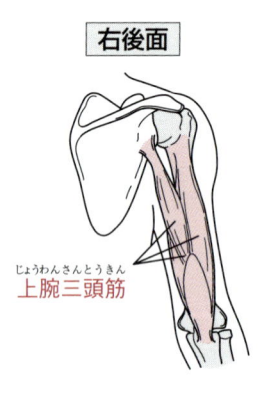

右後面

じょうわんさんとうきん
上腕三頭筋

4 肘関節の運動学

1 肘関節の構造

前面（右回外位）

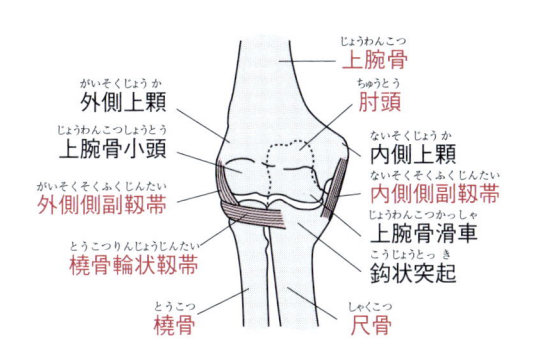

- 上腕骨
- 外側上顆
- 肘頭
- 上腕骨小頭
- 内側上顆
- 外側側副靱帯
- 内側側副靱帯
- 橈骨輪状靱帯
- 上腕骨滑車
- 鉤状突起
- 橈骨
- 尺骨

内側（右）

- 関節包
- 内側側副靱帯
- 橈骨輪状靱帯

外側（右）

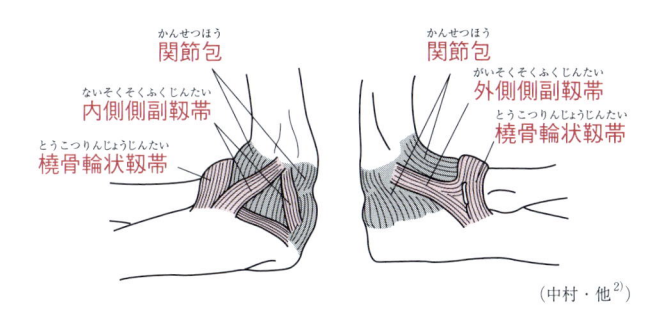

- 関節包
- 外側側副靱帯
- 橈骨輪状靱帯

(中村・他[2])

- 肘関節は共同の関節包内に上腕骨，橈骨，尺骨が入る複合関節である．

SIDE MEMO 右肘関節における骨の連結(右回外位後面)

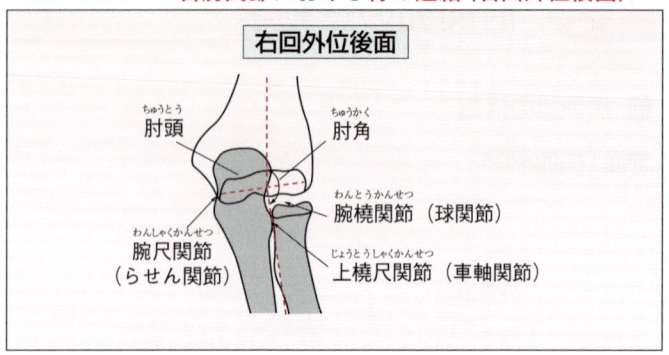

右回外位後面

- 肘頭(ちゅうとう)
- 肘角(ちゅうかく)
- 腕橈関節(わんとうかんせつ)(球関節)
- 腕尺関節(わんしゃくかんせつ)(らせん関節)
- 上橈尺関節(じょうとうしゃくかんせつ)(車軸関節)

SIDE MEMO ヒューター線とヒューター三角

肘の伸展位では一直線(ヒューター線)となり,屈曲位では三角形(ヒューター三角)となる.これらは,脱臼や骨折の診断に役立つので覚えておくと便利.

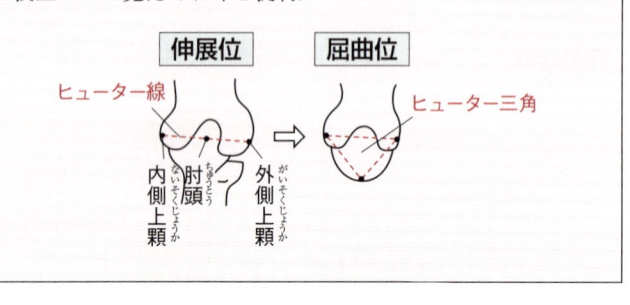

伸展位
- ヒューター線
- 内側上顆
- 肘頭
- 外側上顆

屈曲位
- ヒューター三角

〈関節の種類〉

    腕尺関節：らせん関節

    腕橈関節：球関節

    上（近位）橈尺関節：車軸関節

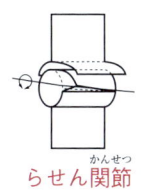

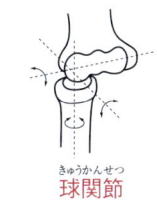

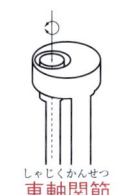

らせん関節　　球関節　　車軸関節

2 肘関節の運動と筋

運動方向	運動内容	筋名
屈曲	前腕を上腕に近づける	上腕二頭筋，上腕筋，腕橈骨筋
伸展	肘を伸ばす	上腕三頭筋，肘筋
回内	肘関節90°屈曲位で手背が上方に位置するように回旋させる 橈骨と尺骨が交叉する	方形回内筋，円回内筋
回外	肘関節90°屈曲位で手掌が上方に位置するように回旋させる 橈骨と尺骨が平行となる	回外筋，上腕二頭筋

SIDE MEMO 肘角

肘関節を伸展し，前腕を回外すると，前腕は上腕に対してやや橈側に偏位する．これを<u>肘角</u>といい，約170°の角度をなす．

右回外位前面

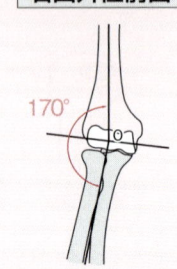

170°

※らせん関節は蝶番関節の変形したもの．
- 腕尺関節
- 距腿関節

3 肘関節の運動に関与する筋

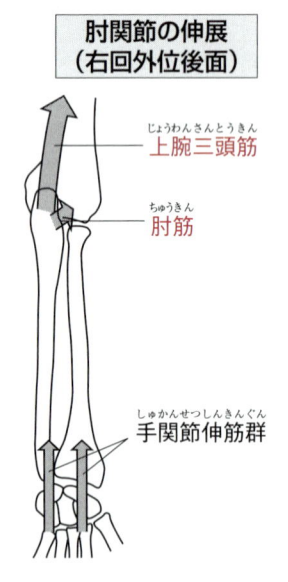

肘関節の伸展（右回外位後面）

- 上腕三頭筋
- 肘筋
- 手関節伸筋群

肘関節の屈曲（右回外位前面）

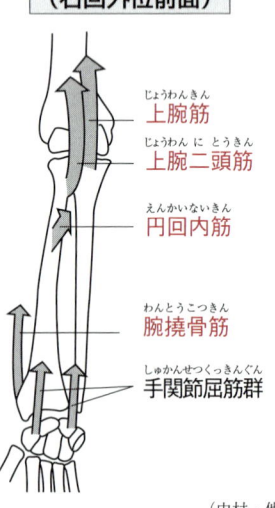

- 上腕筋
- 上腕二頭筋
- 円回内筋
- 腕橈骨筋
- 手関節屈筋群

(中村・他[3])

5 手の運動学①

1 手の骨と指の関節

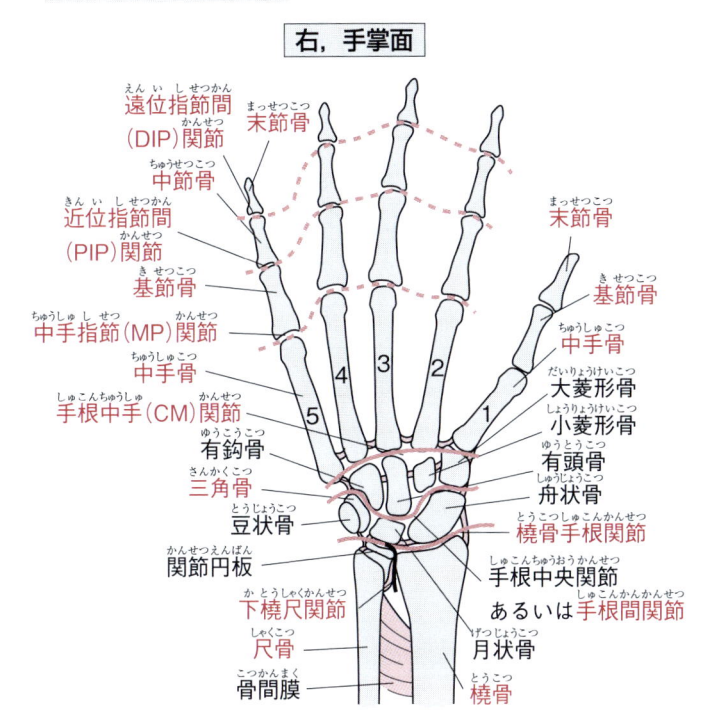

右, 手掌面

- 遠位指節間(DIP)関節
- 末節骨
- 中節骨
- 近位指節間(PIP)関節
- 基節骨
- 中手指節(MP)関節
- 中手骨
- 手根中手(CM)関節
- 有鉤骨
- 三角骨
- 豆状骨
- 関節円板
- 下橈尺関節
- 尺骨
- 骨間膜
- 末節骨
- 基節骨
- 中手骨
- 大菱形骨
- 小菱形骨
- 有頭骨
- 舟状骨
- 橈骨手根関節
- 手根中央関節
- あるいは手根間関節
- 月状骨
- 橈骨

SIDE MEMO 尺側偏位と橈側偏位

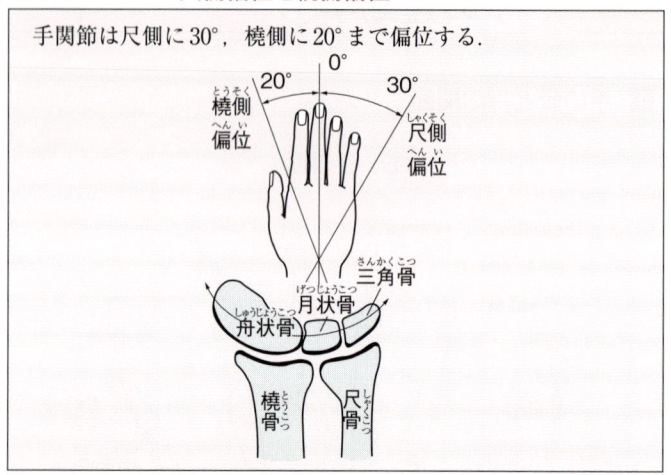

手関節は尺側に30°,橈側に20°まで偏位する.

SIDE MEMO 手関節の可動域

手関節の可動域は,70°の伸展,80°の屈曲である.また中手指節関節の可動域は,30〜45°の伸展,90°の屈曲である.

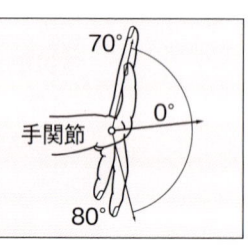

SIDE MEMO 指節間関節の可動域

中手指節関節(MP)は約90〜100°の可動域をもつ.近位指節間関節(PIP)は約110〜130°である.遠位指節間関節(DIP)は約45〜90°である.

90〜100° 110〜130° 45〜90°
① 中手指節関節
② 近位指節間関節
③ 遠位指節間関節

2 手根管の内部構造

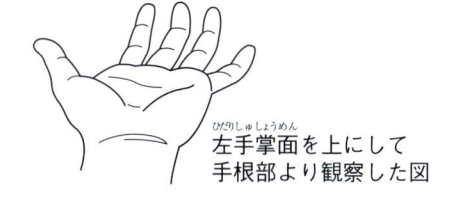

左手掌面を上にして手根部より観察した図

a. 近位手根骨

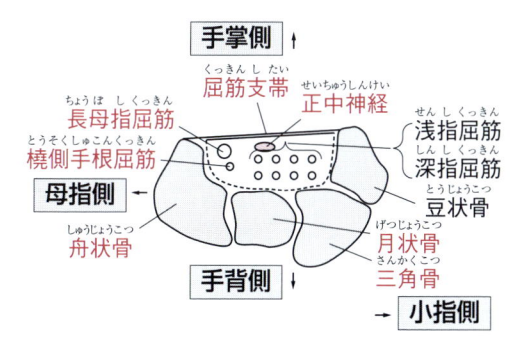

- 屈筋支帯
- 正中神経
- 長母指屈筋
- 橈側手根屈筋
- 浅指屈筋
- 深指屈筋
- 母指側
- 豆状骨
- 舟状骨
- 月状骨
- 三角骨
- 手掌側
- 手背側
- 小指側

b. 遠位手根骨

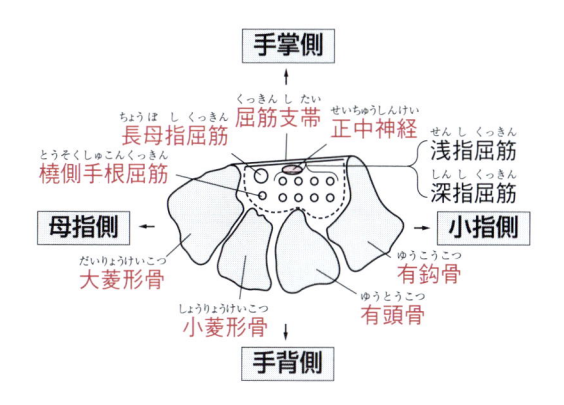

- 屈筋支帯
- 正中神経
- 長母指屈筋
- 橈側手根屈筋
- 浅指屈筋
- 深指屈筋
- 母指側
- 小指側
- 大菱形骨
- 小菱形骨
- 有頭骨
- 有鈎骨
- 手掌側
- 手背側

2 上肢の運動学

5 手の運動学①

3 手関節の靭帯

手背面（右手）

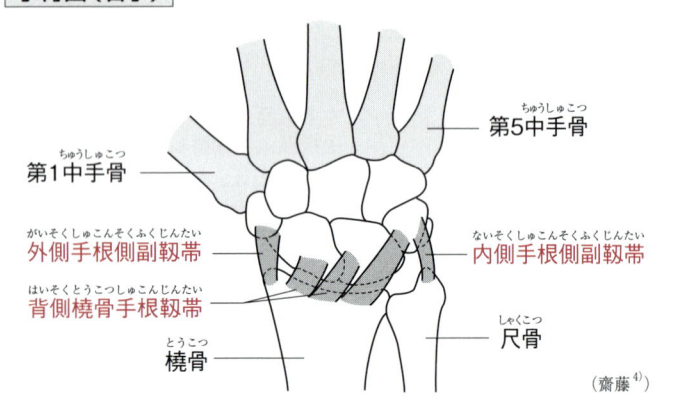

- 第1中手骨
- 第5中手骨
- 外側手根側副靭帯
- 背側橈骨手根靭帯
- 内側手根側副靭帯
- 橈骨
- 尺骨

（齋藤[4]）

手掌面（右手）

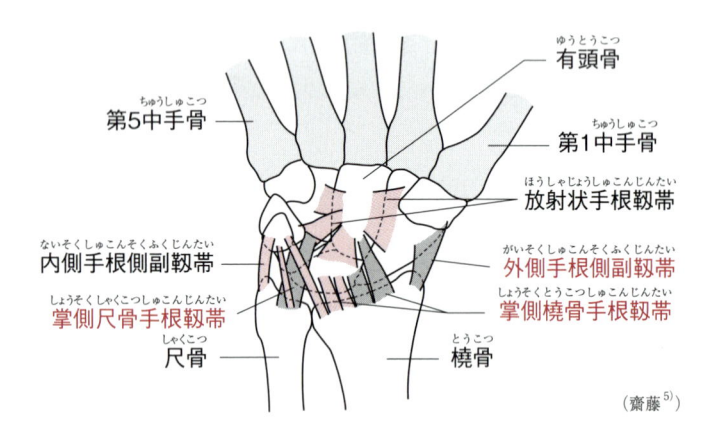

- 第5中手骨
- 有頭骨
- 第1中手骨
- 放射状手根靭帯
- 内側手根側副靭帯
- 外側手根側副靭帯
- 掌側尺骨手根靭帯
- 掌側橈骨手根靭帯
- 尺骨
- 橈骨

（齋藤[5]）

第2章 上肢の運動学

6 手の運動学②

1 手関節の運動と筋

動き	角度	筋名
掌屈	90°	橈側手根屈筋, 長掌筋, 尺側手根屈筋, 母指と指の屈筋群
背屈	70°	長・短橈側手根伸筋, 尺側手根伸筋, 母指と指の伸筋群
尺屈	55°	尺側手根伸筋, 尺側手根屈筋
橈屈	25°	橈側手根屈筋, 長・短橈側手根伸筋, 長母指外転筋

2 手関節の運動に働く筋

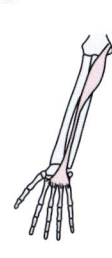

右上肢回外位前面

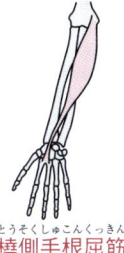

橈側手根屈筋　　長掌筋 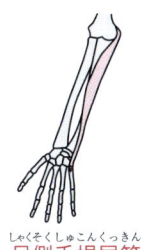　　尺側手根屈筋

右上肢回外位後面

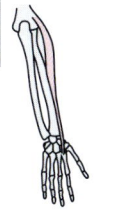

長橈側手根伸筋 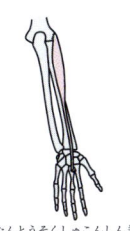　　短橈側手根伸筋 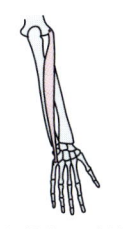　　尺側手根伸筋

SIDE MEMO 背屈・掌屈(はいくつ・しょうくつ)

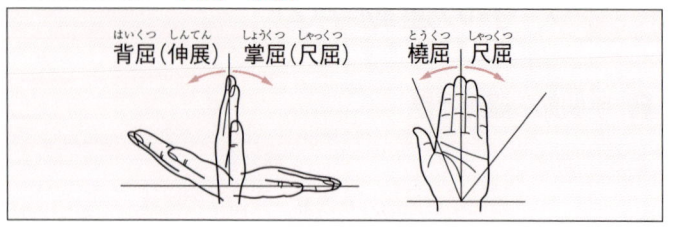

背屈(伸展) 　掌屈(尺屈) 　　　橈屈｜尺屈

3 手指の運動と筋

〈母指のCM関節の運動に関与する筋〉

橈側外転	母指を手掌面上で外側に開く	長母指外転筋，長母指伸筋，短母指伸筋
尺側内転	橈側外転位から閉じる	母指内転筋，短母指屈筋
掌側外転	母指を手掌面に対して垂直に立てる	長母指外転筋，短母指外転筋，短母指伸筋
掌側内転	掌側外転から戻す	長母指屈筋，母指内転筋
対立	母指を他の指に対向させる	母指対立筋 ※短母指外転筋による掌側外転と母指内転筋による尺側内転が必要.

〈母指のMP，IP関節の運動に関与する筋〉

屈曲	母指のMP・IP関節を曲げる	長母指屈筋，短母指屈筋，母指内転筋
伸展	母指のMP・IP関節を伸ばす	長母指伸筋，短母指伸筋

第2〜5指のMP，PIP関節の運動に関与する筋

屈曲	第2〜5指の MP・PIP・DIP 関節を曲げる	浅指屈筋，深指屈筋，虫様筋， 背側および掌側骨間筋
伸展	第2〜5指を MP・PIP・DIP 関節を伸ばす	指伸筋，示指伸筋，小指伸筋， 背側および掌側骨間筋

※虫様筋と骨間筋について
 虫様筋：第2〜5指MP屈曲，第2〜5PIP・DIP伸展．
 背側骨間筋：第2・3・4MP屈曲，第2・3・4PIP・DIP伸展
 掌側骨間筋：第2・4・5MP屈曲，第2・4・5PIP・DIP伸展

第2〜5指のDIP関節の運動に関与する筋

屈曲	第2〜5指のDIPを曲げる	深指屈筋
伸展	第2〜5指を伸ばす	指伸筋，示指伸筋，小指伸筋

第2〜5指の内転，外転運動に関与する筋

内転	指を第3指に近づける	掌側骨間筋
外転	指を第3指から離す	背側骨間筋

SIDE MEMO 母指のCM関節橈側外転位

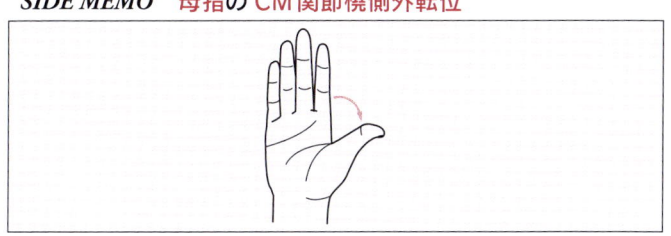

SIDE MEMO 母指のCM関節掌側外転位

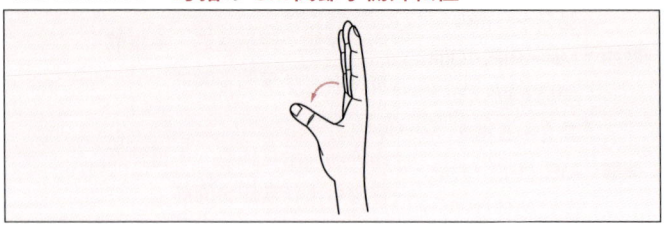

SIDE MEMO 母指のCM関節尺側内転位

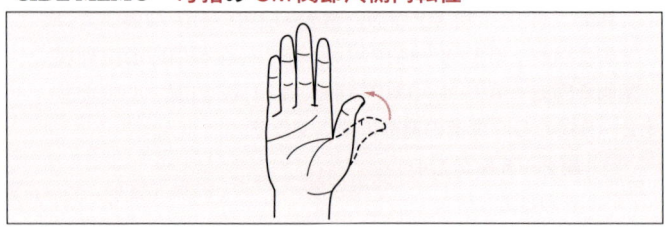

SIDE MEMO 母指のCM関節掌側内転位

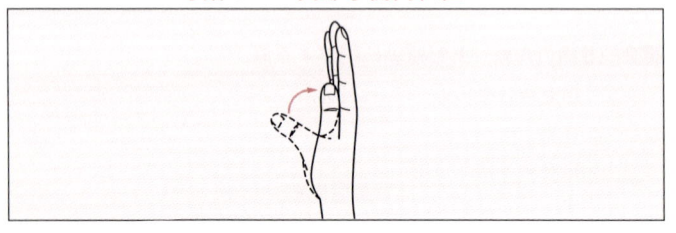

SIDE MEMO 指の内転・外転

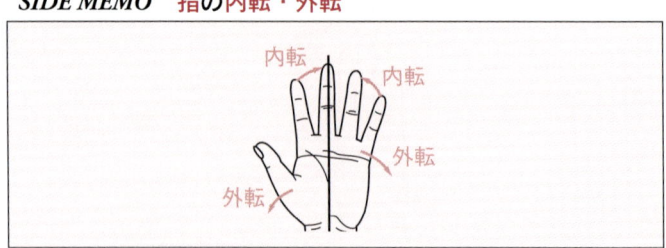

内転　内転　外転　外転

4 手関節の運動に働く筋

右上肢回外位後面

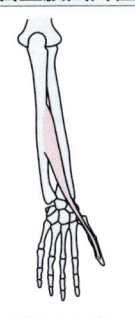

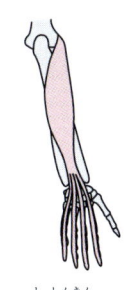

長母指伸筋 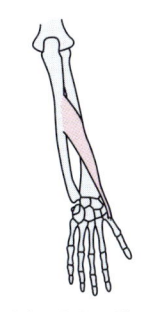　　　長母指外転筋 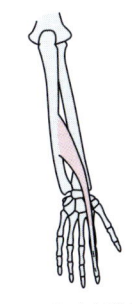　　　示指伸筋

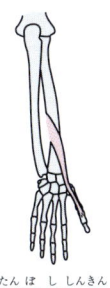

短母指伸筋　　　指伸筋 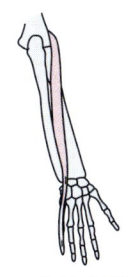　　　小指伸筋

右上肢回外位前面

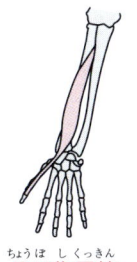

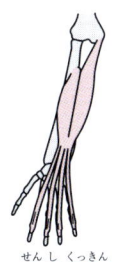

長母指屈筋 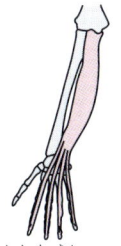　　　深指屈筋　　　浅指屈筋

5 手指の運動に働く筋（右手部掌側面）

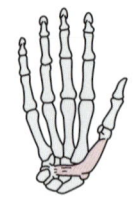

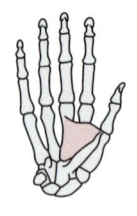

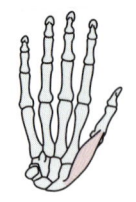

母指対立筋

母指内転筋

短母指外転筋

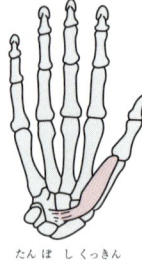

短母指屈筋

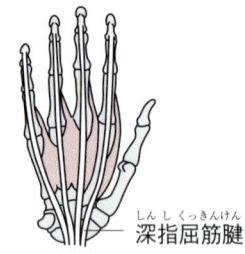

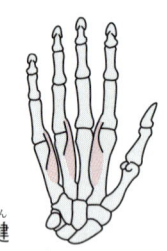

虫様筋 ― 深指屈筋腱

掌側骨間筋

（右手部背面）

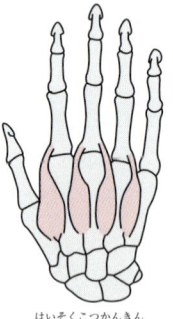

背側骨間筋

6 手掌腱膜と指間靭帯（右手掌面）

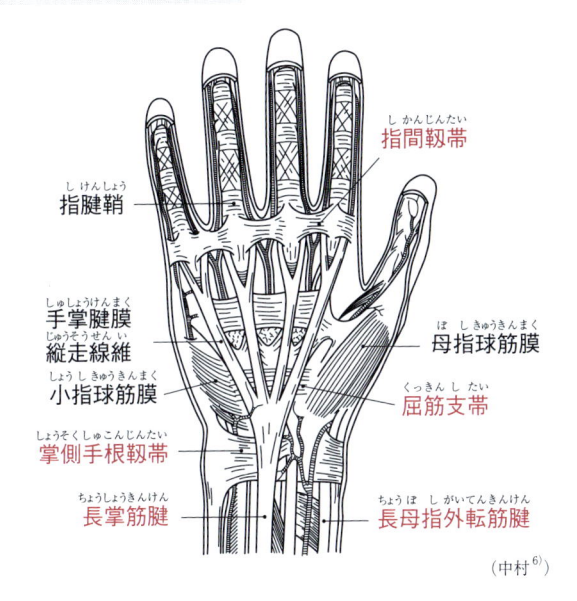

図中ラベル：
- 指間靭帯
- 指腱鞘
- 手掌腱膜
- 縦走線維
- 小指球筋膜
- 母指球筋膜
- 屈筋支帯
- 掌側手根靭帯
- 長掌筋腱
- 長母指外転筋腱

(中村[6])

SIDE MEMO　4指の屈曲

- MP関節の屈曲
  骨間筋と虫様筋により行われ，浅・深指屈筋が補助的に作用する．

- PIP関節の屈曲
  浅指屈筋が主に作用し，補助的に深指屈筋が作用する．

- DIP関節の屈曲
  深指屈筋のみが作用する．

SIDE MEMO　4 指の伸展

- MP 関節の伸展
  指伸筋，示指伸筋，小指伸筋が働く．
- PIP 関節の伸展
  指伸筋，虫様筋，骨間筋が主に働き，補助的に示指伸筋，小指伸筋が働く．
- DIP 関節の伸展
  指伸筋，虫様筋，骨間筋が主に働き，補助的に示指伸筋，小指伸筋が働く．

7 指の屈曲機構

虫様筋と骨間筋（左第2指内側面）

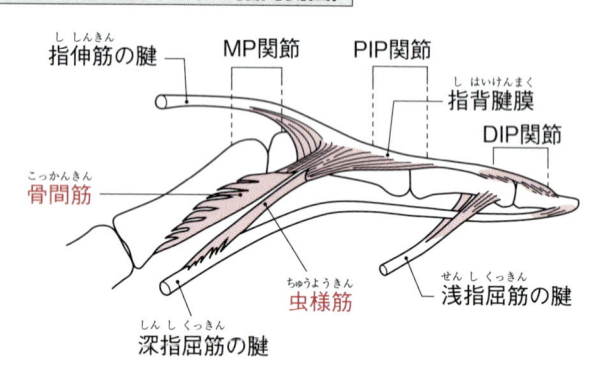

- 指伸筋の腱
- MP関節
- PIP関節
- 指背腱膜
- DIP関節
- 骨間筋
- 虫様筋
- 深指屈筋の腱
- 浅指屈筋の腱

側面（左第2指内側面）

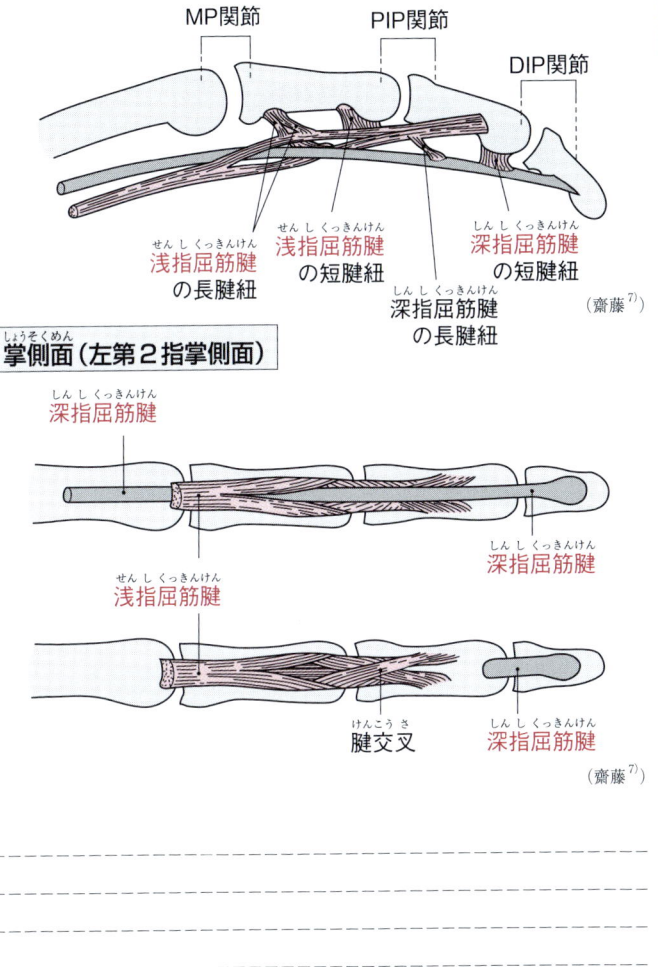

MP関節　　PIP関節　　DIP関節

浅指屈筋腱の長腱紐　　浅指屈筋腱の短腱紐　　深指屈筋腱の短腱紐

深指屈筋腱の長腱紐

(齋藤[7])

掌側面（左第2指掌側面）

深指屈筋腱

浅指屈筋腱

深指屈筋腱

腱交叉　　深指屈筋腱

(齋藤[7])

8 指の伸展機構 (ゆび しんてん きこう)

背側面（左第2指背側面）

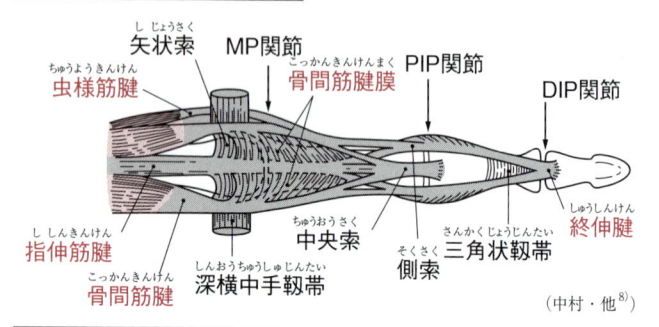

- 矢状索（しじょうさく）
- MP関節
- 虫様筋腱（ちゅうようきんけん）
- 骨間筋腱膜（こっかんきんけんまく）
- PIP関節
- DIP関節
- 指伸筋腱（ししんきんけん）
- 骨間筋腱（こっかんきんけん）
- 深横中手靱帯（しんおうちゅうしゅじんたい）
- 中央索（ちゅうおうさく）
- 側索（そくさく）
- 三角状靱帯（さんかくじょうじんたい）
- 終伸腱（しゅうしんけん）

（中村・他[8]）

側面（左第2指内側面）

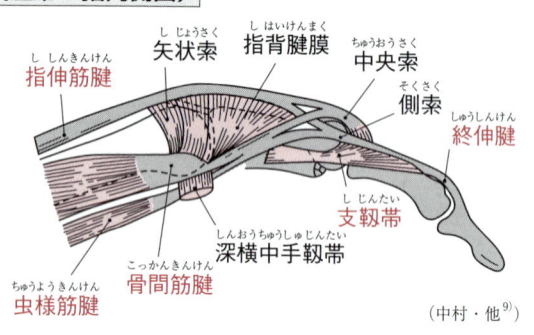

- 指伸筋腱（ししんきんけん）
- 矢状索（しじょうさく）
- 指背腱膜（しはいけんまく）
- 中央索（ちゅうおうさく）
- 側索（そくさく）
- 終伸腱（しゅうしんけん）
- 支靱帯（しじんたい）
- 深横中手靱帯（しんおうちゅうしゅじんたい）
- 骨間筋腱（こっかんきんけん）
- 虫様筋腱（ちゅうようきんけん）

（中村・他[9]）

7 手の運動学③

1 手の肢位

	休息肢位	機能肢位
手関節	軽度掌屈位	中等度背屈位
母指	軽度外転位, 屈曲位, 第2指の指先側面に対立	中等度背屈位, 軽度尺屈位, 掌側外転位
第2〜5指	軽度屈曲位	軽度屈曲位, 母指と他の指の尖端がほぼ等距離
各指の長軸の延長先	舟状骨	舟状骨
	睡眠時や麻酔下でみられる	手の各種動作を行ないやすい肢位

SIDE MEMO 休息肢位と機能肢位

「休息肢位」は睡眠時や麻酔下にみられる.「機能肢位」は関節の固定術をする場合, 日常生活行為上機能的に最も良い肢位のことをいう.

❷ 手の変形

a. 指の伸展機構の障害による変形

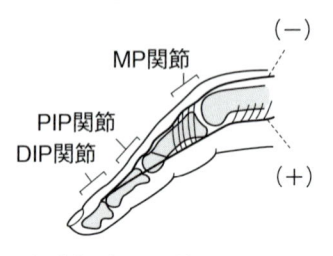

―― 手内在筋優位の変形 ――

緊張度：骨間筋 虫様筋 ＞ 指伸筋

MP関節：屈曲

PIP関節 DIP関節：伸展

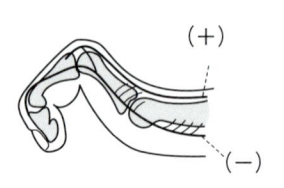

―― 手内在筋劣位の変形 ――

緊張度：骨間筋 虫様筋 ＜ 指伸筋

MP関節：過伸展

PIP関節 DIP関節：屈曲

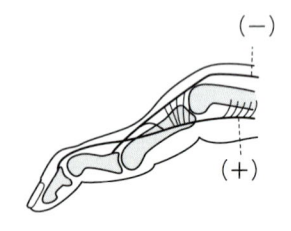

―― 白鳥の首（スワンネック）変形 ――

手内在筋拘縮，過緊張

MP関節：屈曲

PIP関節：過伸展

DIP関節：屈曲

第 2 章　上肢の運動学

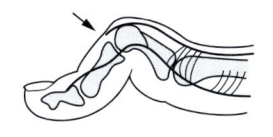

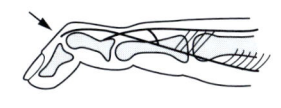

ボタン穴（ボタンホール）変形

(指背腱膜の)中央索の伸展,断裂

MP関節：過伸展

PIP関節：屈曲

DIP関節：過伸展

槌指

終伸筋腱断裂

PIP関節：伸展

DIP関節：屈曲

SIDE MEMO　指の伸展機構

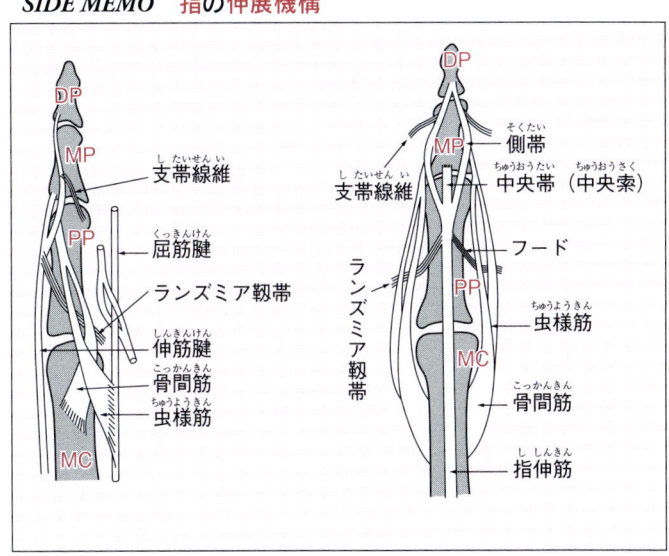

- 支帯線維
- 屈筋腱
- ランズミア靱帯
- 伸筋腱
- 骨間筋
- 虫様筋

- 側帯
- 中央帯（中央索）
- 支帯線維
- フード
- ランズミア靱帯
- 虫様筋
- 骨間筋
- 指伸筋

2 上肢の運動学

7 手の運動学③

b. 上肢末梢神経麻痺による手の変形

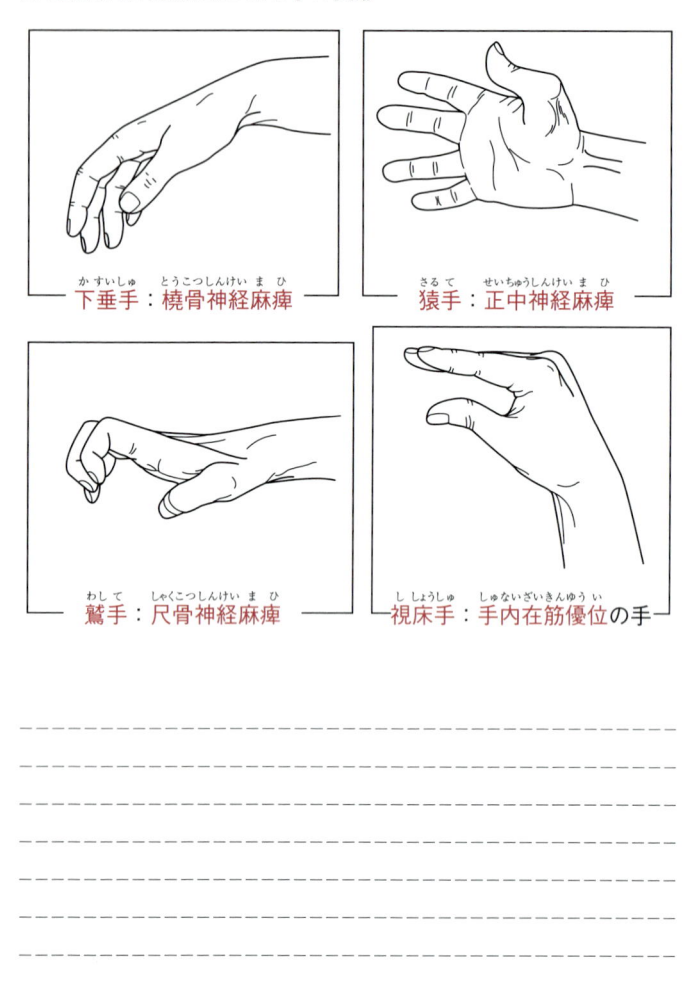

下垂手:橈骨神経麻痺

猿手:正中神経麻痺

鷲手:尺骨神経麻痺

視床手:手内在筋優位の手

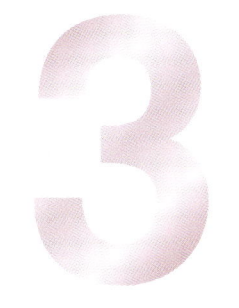

第3章
下肢の運動学

1. 下肢の解剖学 …………………… 82
2. 股関節の運動学① ……………… 96
3. 股関節の運動学② ……………… 98
4. 膝関節の運動学① ……………… 103
5. 膝関節の運動学② ……………… 111
6. 足関節・足部の運動学① ……… 113
7. 足関節・足部の運動学② ……… 116
8. 足関節・足部の運動学③ ……… 118
9. 足関節・足部の運動学④ ……… 121

1 下肢の解剖学

1 下肢の骨格

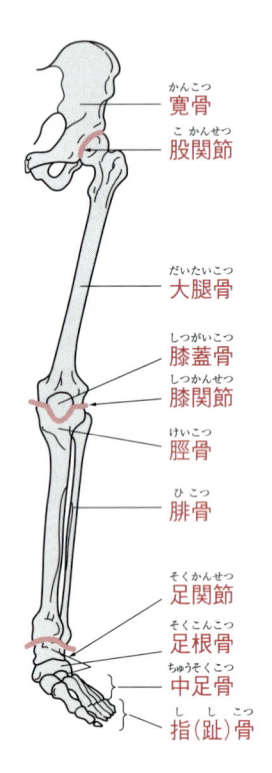

- 寛骨(かんこつ)
- 股関節(こかんせつ)
- 大腿骨(だいたいこつ)
- 膝蓋骨(しつがいこつ)
- 膝関節(しつかんせつ)
- 脛骨(けいこつ)
- 腓骨(ひこつ)
- 足関節(そくかんせつ)
- 足根骨(そくこんこつ)
- 中足骨(ちゅうそくこつ)
- 指(趾)骨(ししこつ)

第3章 下肢の運動学

SIDE MEMO 腰椎,股関節,大転子の位置

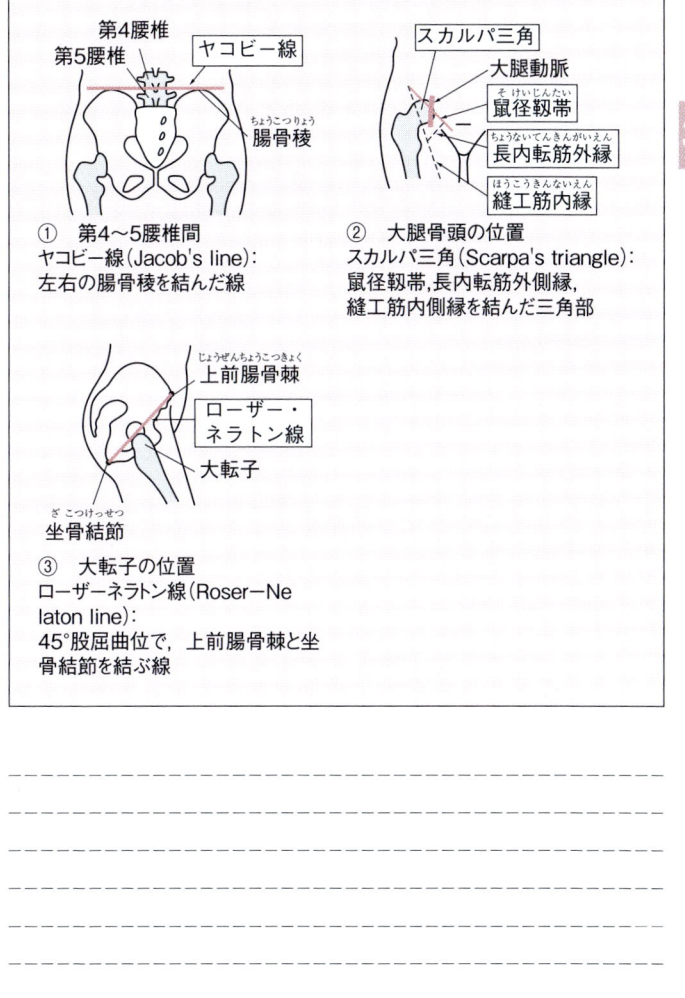

① 第4～5腰椎間
ヤコビー線(Jacob's line):
左右の腸骨稜を結んだ線

② 大腿骨頭の位置
スカルパ三角(Scarpa's triangle):
鼠径靱帯,長内転筋外側縁,
縫工筋内側縁を結んだ三角部

③ 大転子の位置
ローザーネラトン線(Roser－Nelaton line):
45°股屈曲位で,上前腸骨棘と坐骨結節を結ぶ線

2 下肢骨のまとめ

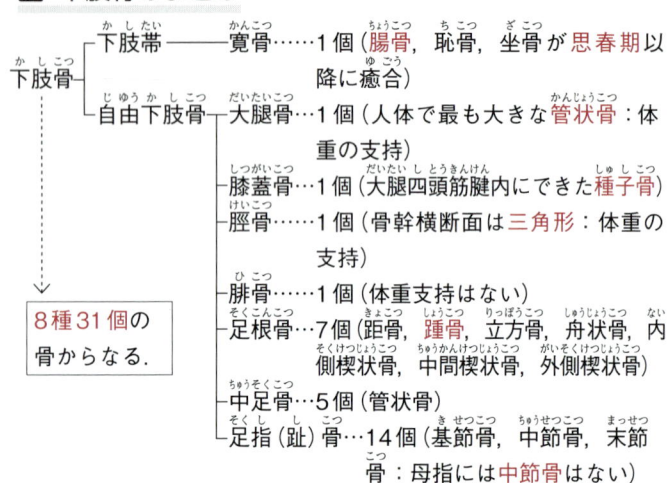

下肢骨
- 下肢帯 ── 寛骨……1個（腸骨，恥骨，坐骨が思春期以降に癒合）
- 自由下肢骨
  - 大腿骨…1個（人体で最も大きな管状骨：体重の支持）
  - 膝蓋骨…1個（大腿四頭筋腱内にできた種子骨）
  - 脛骨……1個（骨幹横断面は三角形：体重の支持）
  - 腓骨……1個（体重支持はない）
  - 足根骨…7個（距骨，踵骨，立方骨，舟状骨，内側楔状骨，中間楔状骨，外側楔状骨）
  - 中足骨…5個（管状骨）
  - 足指（趾）骨…14個（基節骨，中節骨，末節骨：母指には中節骨はない）

8種31個の骨からなる．

3 骨盤帯の骨

寛骨（右側内側面）

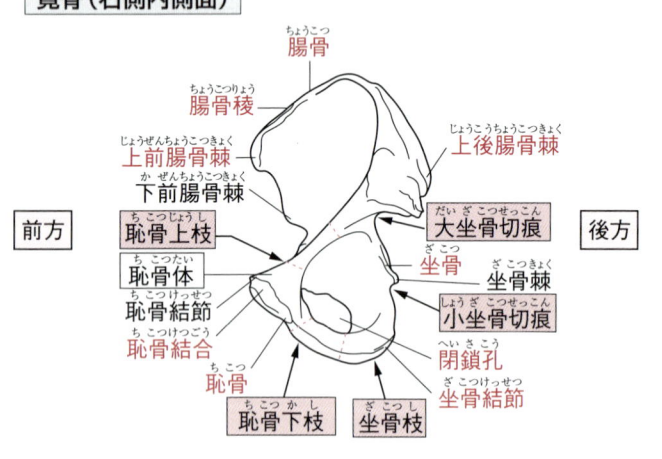

前方 / 後方

- 腸骨
- 腸骨稜
- 上前腸骨棘
- 上後腸骨棘
- 下前腸骨棘
- 大坐骨切痕
- 恥骨上枝
- 恥骨体
- 坐骨
- 坐骨棘
- 恥骨結節
- 小坐骨切痕
- 恥骨結合
- 閉鎖孔
- 恥骨
- 恥骨下枝
- 坐骨枝
- 坐骨結節

第3章 下肢の運動学

寛骨（右側外側面）

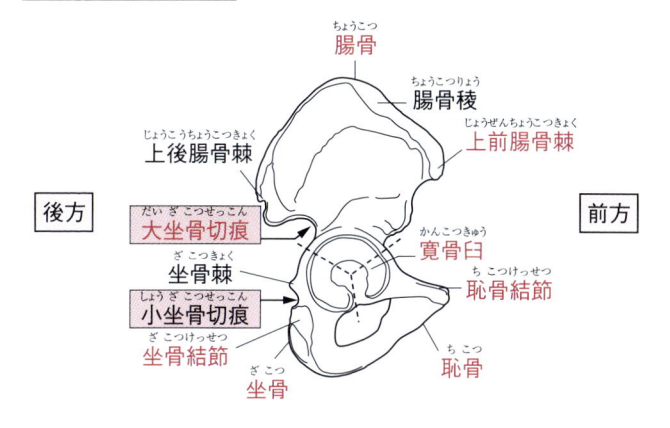

- 腸骨（ちょうこつ）
- 腸骨稜（ちょうこつりょう）
- 上後腸骨棘（じょうこうちょうこつきょく）
- 上前腸骨棘（じょうぜんちょうこつきょく）
- 大坐骨切痕（だいざこつせっこん）
- 寛骨臼（かんこつきゅう）
- 坐骨棘（ざこつきょく）
- 恥骨結節（ちこつけっせつ）
- 小坐骨切痕（しょうざこつせっこん）
- 坐骨結節（ざこつけっせつ）
- 恥骨（ちこつ）
- 坐骨（ざこつ）

後方 / 前方

4 大腿骨（だいたいこつ）

右大腿骨・前面

- 大腿骨頭（だいたいこつとう）
- 大転子（だいてんし）
- 大腿骨頸（だいたいこつけい）
- 転子間線（てんしかんせん）
- 小転子（しょうてんし）
- 膝蓋面（しつがいめん）

右大腿骨・後面

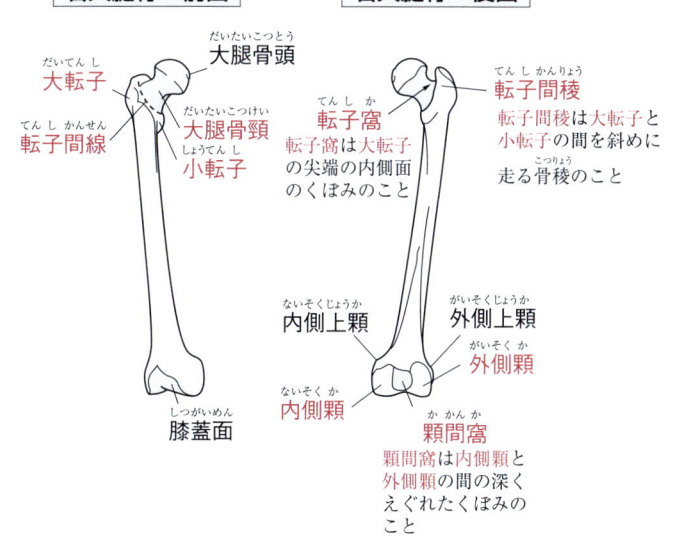

- 転子窩（てんしか）
  転子窩は大転子の尖端の内側面のくぼみのこと
- 転子間稜（てんしかんりょう）
  転子間稜は大転子と小転子の間を斜めに走る骨稜のこと
- 内側上顆（ないそくじょうか）
- 外側上顆（がいそくじょうか）
- 外側顆（がいそくか）
- 内側顆（ないそくか）
- 顆間窩（かかんか）
  顆間窩は内側顆と外側顆の間の深くえぐれたくぼみのこと

SIDE MEMO　大腿骨の頸体角と前捻角

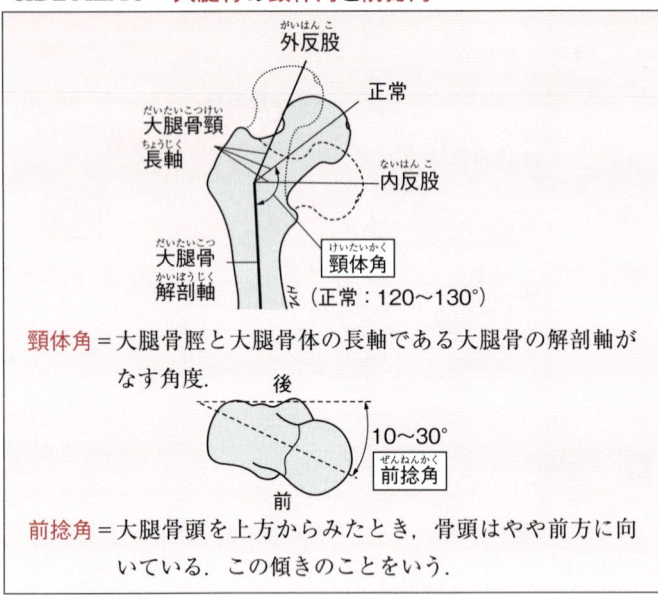

頸体角（正常：120〜130°）

頸体角 = 大腿骨頸と大腿骨体の長軸である大腿骨の解剖軸がなす角度.

前捻角　10〜30°

前捻角 = 大腿骨頭を上方からみたとき，骨頭はやや前方に向いている．この傾きのことをいう．

5 下腿骨

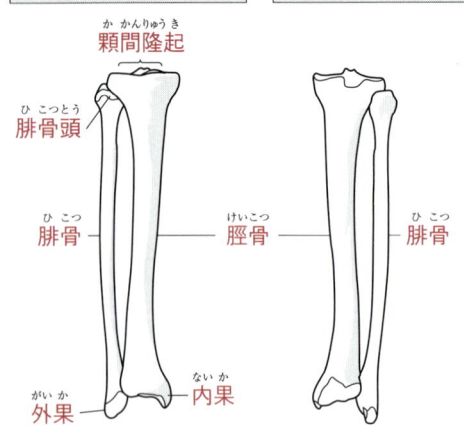

右脛骨と腓骨・前面

- 顆間隆起
- 腓骨頭
- 腓骨
- 脛骨
- 外果
- 内果

右脛骨と腓骨・後面

- 腓骨

第3章　下肢の運動学

6 足部の骨

左足部外側面

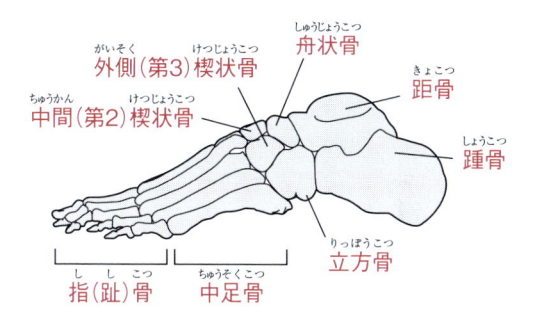

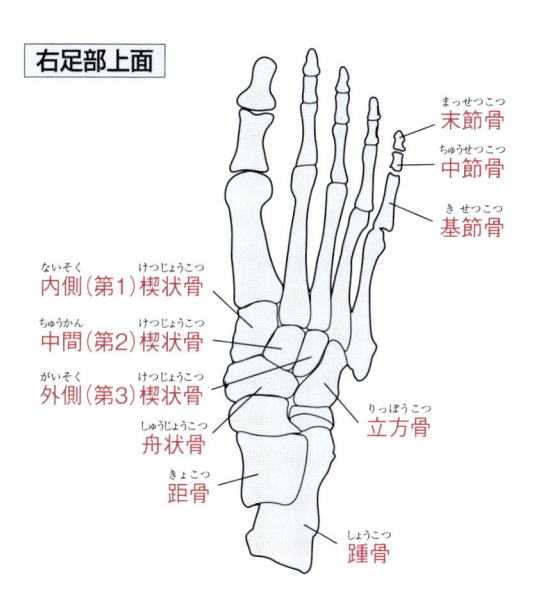

- 外側(第3)楔状骨
- 中間(第2)楔状骨
- 舟状骨
- 距骨
- 踵骨
- 立方骨
- 指(趾)骨
- 中足骨

右足部上面

- 末節骨
- 中節骨
- 基節骨
- 内側(第1)楔状骨
- 中間(第2)楔状骨
- 外側(第3)楔状骨
- 舟状骨
- 立方骨
- 距骨
- 踵骨

SIDE MEMO　解剖軸と運動軸

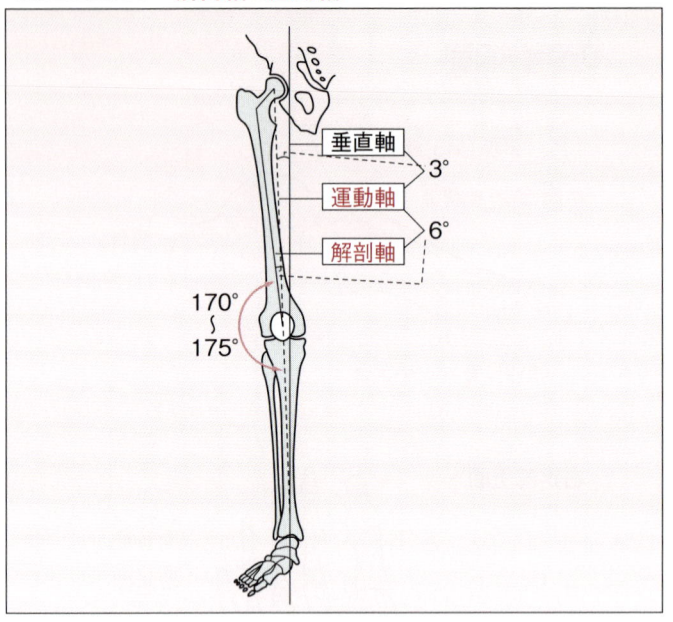

垂直軸　3°
運動軸
解剖軸　6°

170°〜175°

7 下肢の神経と動脈

左下肢前面

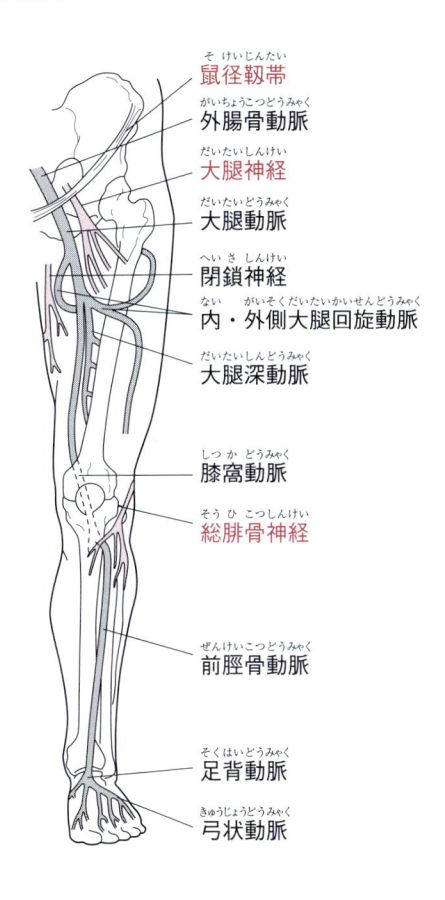

- 鼠径靱帯（そけいじんたい）
- 外腸骨動脈（がいちょうこつどうみゃく）
- 大腿神経（だいたいしんけい）
- 大腿動脈（だいたいどうみゃく）
- 閉鎖神経（へいさしんけい）
- 内・外側大腿回旋動脈（ない・がいそくだいたいかいせんどうみゃく）
- 大腿深動脈（だいたいしんどうみゃく）
- 膝窩動脈（しっかどうみゃく）
- 総腓骨神経（そうひこつしんけい）
- 前脛骨動脈（ぜんけいこつどうみゃく）
- 足背動脈（そくはいどうみゃく）
- 弓状動脈（きゅうじょうどうみゃく）

3　下肢の運動学

1　下肢の解剖学

左下肢後面

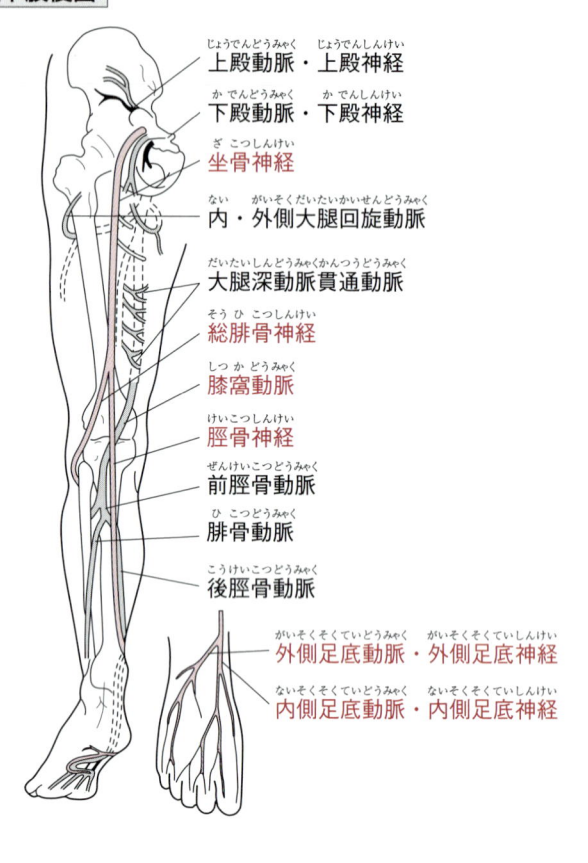

- 上殿動脈・上殿神経
- 下殿動脈・下殿神経
- 坐骨神経
- 内・外側大腿回旋動脈
- 大腿深動脈貫通動脈
- 総腓骨神経
- 膝窩動脈
- 脛骨神経
- 前脛骨動脈
- 腓骨動脈
- 後脛骨動脈
- 外側足底動脈・外側足底神経
- 内側足底動脈・内側足底神経

SIDE MEMO　下肢の動脈

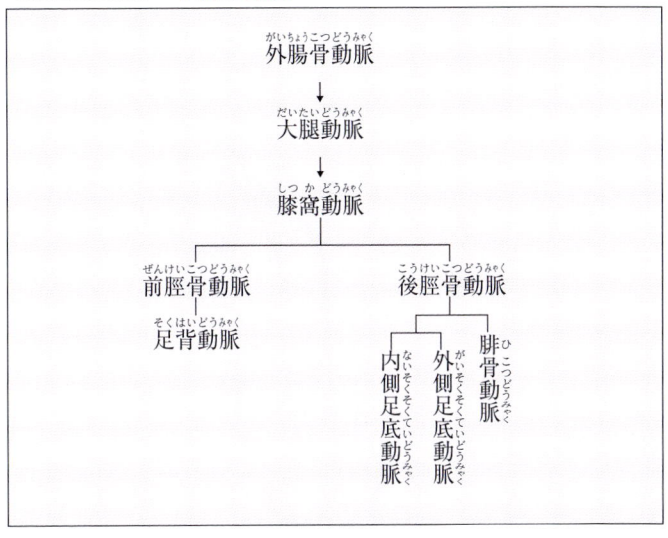

```
外腸骨動脈
  ↓
大腿動脈
  ↓
膝窩動脈
  ├─ 前脛骨動脈
  │    └─ 足背動脈
  └─ 後脛骨動脈
       ├─ 腓骨動脈
       ├─ 外側足底動脈
       └─ 内側足底動脈
```

SIDE MEMO　下肢の神経

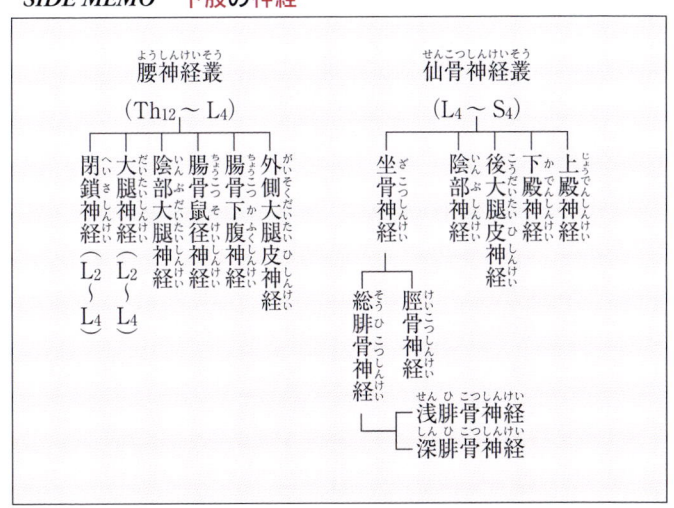

腰神経叢（Th₁₂〜L₄）
- 閉鎖神経（L₂〜L₄）
- 大腿神経（L₂〜L₄）
- 陰部大腿神経
- 腸骨鼠径神経
- 腸骨下腹神経
- 外側大腿皮神経

仙骨神経叢（L₄〜S₄）
- 坐骨神経
  - 総腓骨神経
    - 浅腓骨神経
    - 深腓骨神経
  - 脛骨神経
- 陰部神経
- 後大腿皮神経
- 下殿神経
- 上殿神経

3　下肢の運動学

1　下肢の解剖学

8 下肢の神経と筋支配（右大腿前面筋）

a. 大腿神経
b. 閉鎖神経

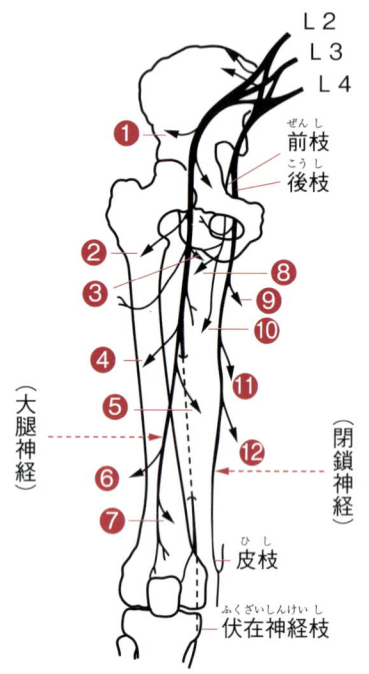

L2
L3
L4

❶
前枝
後枝

❷
❸
❽
❾
❿
❹
⓫
❺
（大腿神経）
⓬
❻
（閉鎖神経）
❼

皮枝

伏在神経枝

┌─ a.大腿神経支配筋 ─┐
❶ 腸骨筋
ちょうこつきん
❷ 縫工筋
ほうこうきん
❸ 恥骨筋
ちこつきん
❹ 大腿直筋
だいたいちょくきん
❺ 内側広筋
ないそくこうきん
❻ 外側広筋
がいそくこうきん
❼ 中間広筋
ちゅうかんこうきん

┌─ b.閉鎖神経支配筋 ─┐
❽ 外閉鎖筋
がいへいさきん
❾ 短内転筋
たんないてんきん
❿ 大内転筋
だいないてんきん
⓫ 長内転筋
ちょうないてんきん
⓬ 薄筋
はくきん

第3章　下肢の運動学

c. 総腓骨神経（右下肢前面）（赤線部）

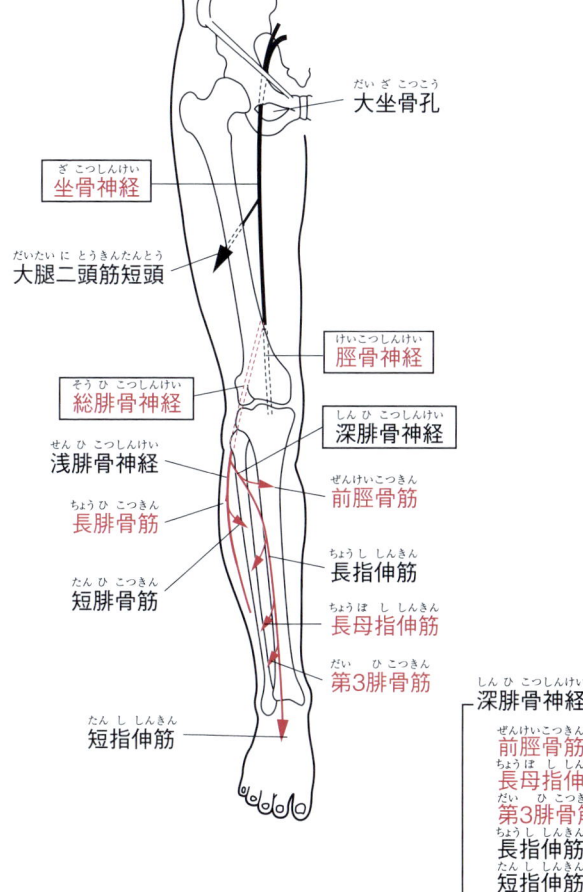

- 大坐骨孔
- 坐骨神経
- 大腿二頭筋短頭
- 脛骨神経
- 総腓骨神経
- 深腓骨神経
- 浅腓骨神経
- 前脛骨筋
- 長腓骨筋
- 長指伸筋
- 短腓骨筋
- 長母指伸筋
- 第3腓骨筋
- 短指伸筋

深腓骨神経支配筋
- 前脛骨筋
- 長母指伸筋
- 第3腓骨筋
- 長指伸筋
- 短指伸筋

浅腓骨神経支配筋
- 長腓骨筋
- 短腓骨筋

d. 脛骨神経（右下肢後面）（赤線部）

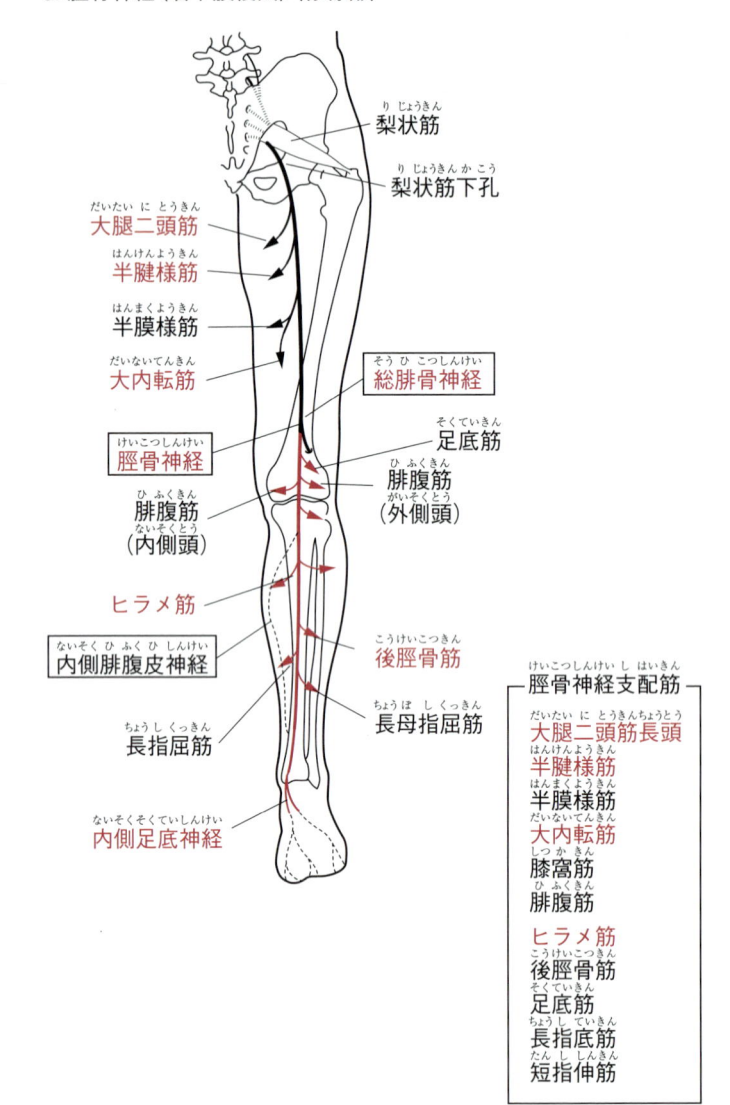

- 梨状筋
- 梨状筋下孔
- 大腿二頭筋
- 半腱様筋
- 半膜様筋
- 大内転筋
- 総腓骨神経
- 脛骨神経
- 足底筋
- 腓腹筋（外側頭）
- 腓腹筋（内側頭）
- ヒラメ筋
- 内側腓腹皮神経
- 後脛骨筋
- 長母指屈筋
- 長指屈筋
- 内側足底神経

脛骨神経支配筋
- 大腿二頭筋長頭
- 半腱様筋
- 半膜様筋
- 大内転筋
- 膝窩筋
- 腓腹筋
- ヒラメ筋
- 後脛骨筋
- 足底筋
- 長指底筋
- 短指伸筋

SIDE MEMO　坐骨神経（L_4〜S_3）

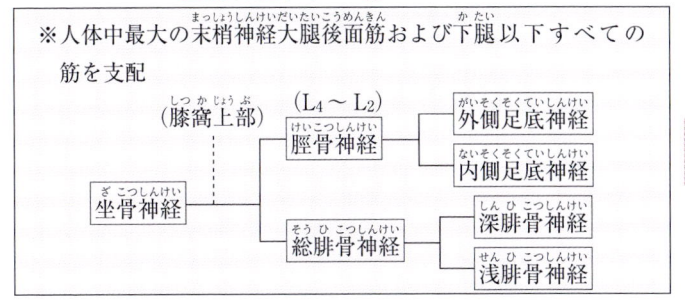

※人体中最大の末梢神経大腿後面筋および下腿以下すべての筋を支配

```
                           （$L_4$〜$L_2$）  ┌─ 外側足底神経
              （膝窩上部）── 脛骨神経 ──┤
              ┊                        └─ 内側足底神経
坐骨神経 ──┤
              ┊                        ┌─ 深腓骨神経
              └──── 総腓骨神経 ──┤
                                        └─ 浅腓骨神経
```

9 下肢の皮膚感覚

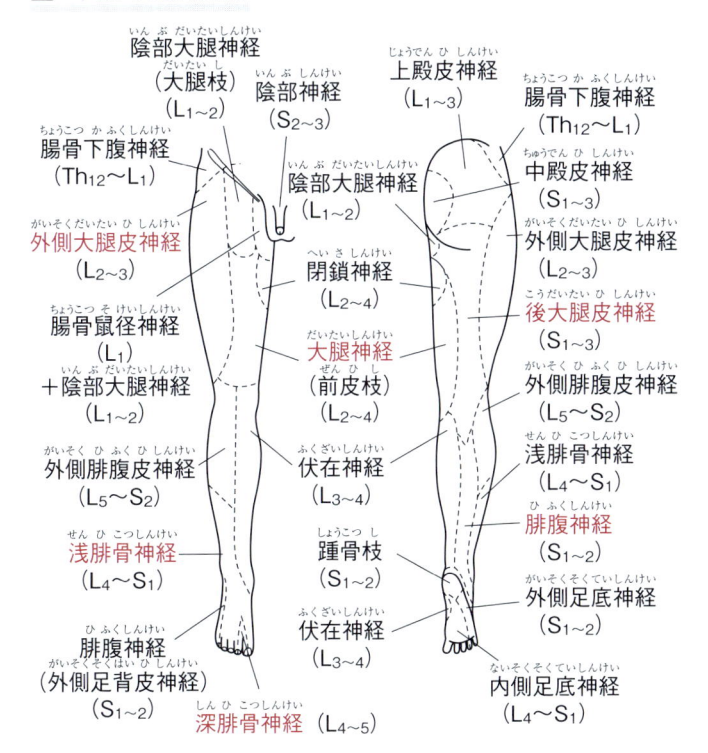

前面（左）

- 陰部大腿神経（大腿枝）（L_1〜2）
- 陰部神経（S_2〜3）
- 腸骨下腹神経（Th_{12}〜L_1）
- 陰部大腿神経（L_1〜2）
- 外側大腿皮神経（L_2〜3）
- 閉鎖神経（L_2〜4）
- 腸骨鼠径神経（L_1）＋陰部大腿神経（L_1〜2）
- 大腿神経（前皮枝）（L_2〜4）
- 外側腓腹皮神経（L_5〜S_2）
- 伏在神経（L_3〜4）
- 浅腓骨神経（L_4〜S_1）
- 腓腹神経（外側足背皮神経）（S_1〜2）
- 深腓骨神経（L_4〜5）

後面（右）

- 上殿皮神経（L_1〜3）
- 腸骨下腹神経（Th_{12}〜L_1）
- 中殿皮神経（S_1〜3）
- 外側大腿皮神経（L_2〜3）
- 後大腿皮神経（S_1〜3）
- 外側腓腹皮神経（L_5〜S_2）
- 浅腓骨神経（L_4〜S_1）
- 腓腹神経（S_1〜2）
- 伏在神経踵骨枝（S_1〜2）
- 外側足底神経（S_1〜2）
- 伏在神経（L_3〜4）
- 内側足底神経（L_4〜S_1）

1　下肢の解剖学

2 股関節の運動学①

1 股関節の構造（右股関節横断面前方から観察）

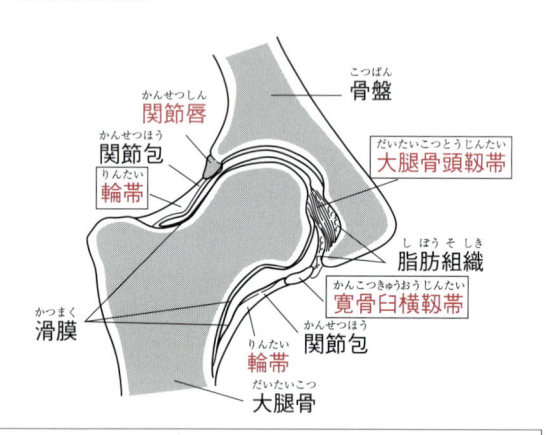

- 骨盤
- 関節唇
- 関節包
- 輪帯
- 大腿骨頭靱帯
- 脂肪組織
- 寛骨臼横靱帯
- 関節包
- 滑膜
- 輪帯
- 大腿骨

関節面の形：臼状関節（球関節の一種）
運動軸：多軸
運動方向：屈曲, 伸展, 内転, 外転, 内旋, 外旋, 分廻し

2 股関節の靱帯

左股関節前面

- 恥骨大腿靱帯
- 下前腸骨棘
- 腸骨大腿靱帯
- 坐骨大腿靱帯
- 大転子

左股関節後面

- 小転子

第3章 下肢の運動学

SIDE MEMO　大腿骨の頸体角と前捻角

頸体角

大腿骨頭頸部と骨幹部のなす角度で，約120〜130°．

小児は150°．男性は女性より角度が大きい．

外反股は170°．内反股は100°以下である．

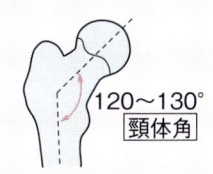

120〜130°
頸体角

前捻角

前額面に対して骨頭が前方へ捻れており，前額面とのなす角度をいう．

約10〜30°，小児は35°である．

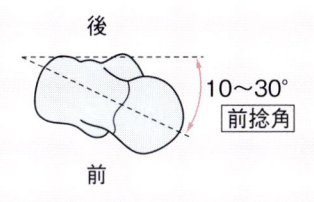

後

10〜30°
前捻角

前

SIDE MEMO　股関節に関わる靭帯

全部で6つ．関わる股関節運動時に緊張し，運動制限を起こす．
- 腸骨大腿靭帯
- 大腿骨頭靭帯
- 恥骨大腿靭帯
- 輪帯
- 坐骨大腿靭帯
- 寛骨臼横靭帯

3 股関節の運動学②

1 股関節に働く筋

腸腰筋（右股関節前面から）

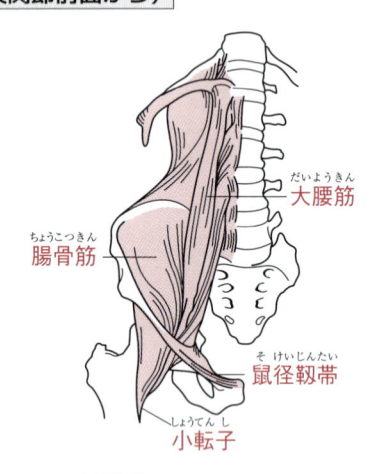

- 大腰筋
- 腸骨筋
- 鼠径靱帯
- 小転子

右殿部の筋（右股関節後面から）

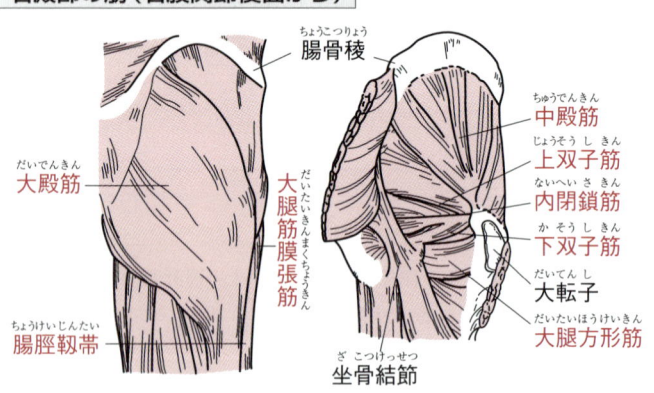

- 腸骨稜
- 大殿筋
- 大腿筋膜張筋
- 腸脛靱帯
- 中殿筋
- 上双子筋
- 内閉鎖筋
- 下双子筋
- 大転子
- 大腿方形筋
- 坐骨結節

SIDE MEMO　右大腿(みぎだいたい)の横断面(おうだんめん)

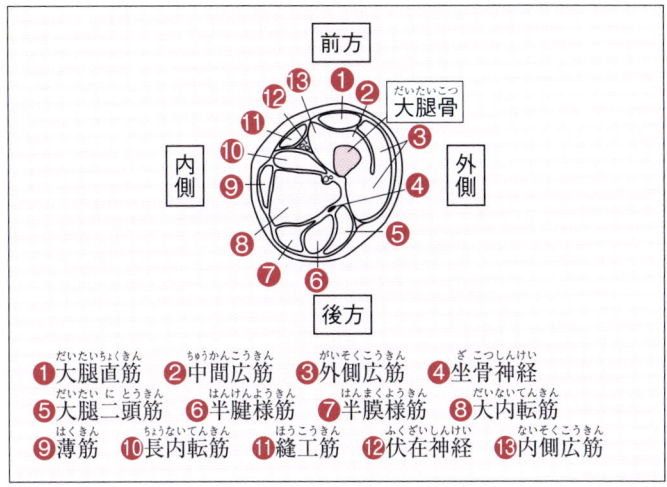

前方／大腿骨(だいたいこつ)／外側／後方／内側

① 大腿直筋(だいたいちょくきん)　② 中間広筋(ちゅうかんこうきん)　③ 外側広筋(がいそくこうきん)　④ 坐骨神経(ざこつしんけい)
⑤ 大腿二頭筋(だいたいにとうきん)　⑥ 半腱様筋(はんけんようきん)　⑦ 半膜様筋(はんまくようきん)　⑧ 大内転筋(だいないてんきん)
⑨ 薄筋(はくきん)　⑩ 長内転筋(ちょうないてんきん)　⑪ 縫工筋(ほうこうきん)　⑫ 伏在神経(ふくざいしんけい)　⑬ 内側広筋(ないそくこうきん)

右大腿前面表層の筋

- 上前腸骨棘(じょうぜんちょうこつきょく)
- 鼠径靱帯(そけいじんたい)
- 恥骨筋(ちこつきん)
- 長内転筋(ちょうないてんきん)
- 薄筋(はくきん)
- 大腿直筋(だいたいちょくきん)
- 縫工筋(ほうこうきん)
- 外側広筋(がいそくこうきん)
- 内側広筋(ないそくこうきん)
- 膝蓋骨(しつがいこつ)
- 膝蓋靱帯(しつがいじんたい)
- 脛骨粗面(けいこつそめん)

3　股関節の運動学②

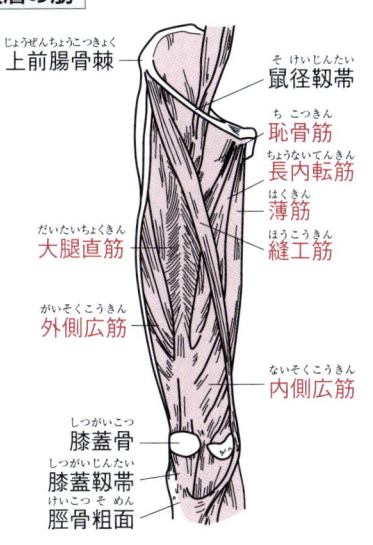

SIDE MEMO　右下腿の横断面

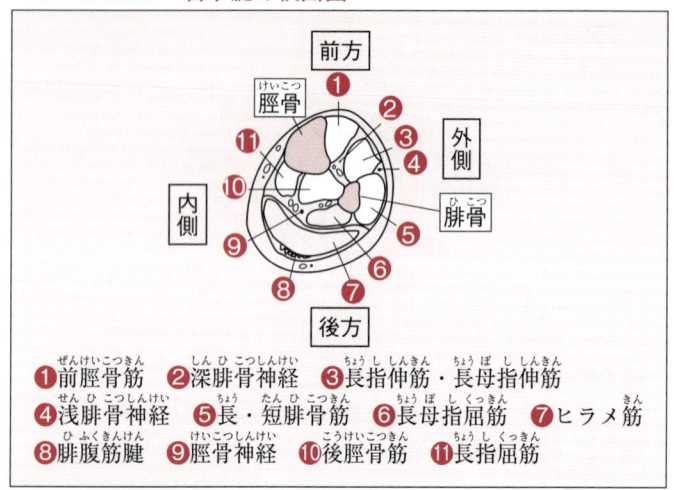

❶前脛骨筋　❷深腓骨神経　❸長指伸筋・長母指伸筋
❹浅腓骨神経　❺長・短腓骨筋　❻長母指屈筋　❼ヒラメ筋
❽腓腹筋腱　❾脛骨神経　❿後脛骨筋　⓫長指屈筋

右大腿前面深層の筋

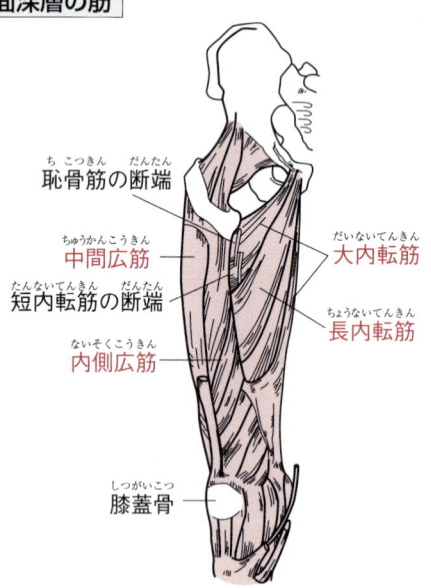

- 恥骨筋の断端
- 中間広筋
- 短内転筋の断端
- 内側広筋
- 大内転筋
- 長内転筋
- 膝蓋骨

第3章　下肢の運動学

右大腿後面の筋

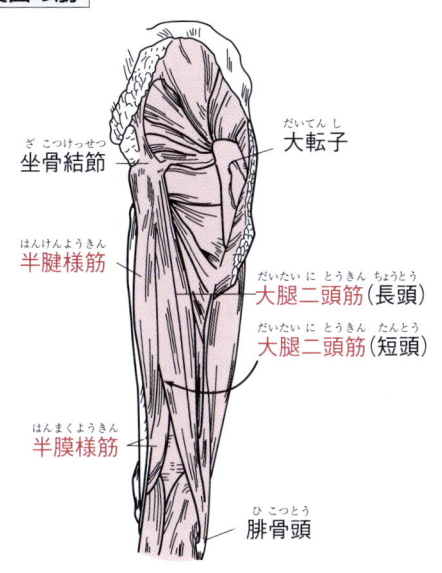

坐骨結節
大転子
半腱様筋
大腿二頭筋（長頭）
大腿二頭筋（短頭）
半膜様筋
腓骨頭

下肢の運動学

2 股関節の運動と筋

股関節屈曲	腸腰筋，大腿筋膜張筋，恥骨筋，大腿直筋，縫工筋
股関節伸展	大殿筋，半膜様筋，半腱様筋，大腿二頭筋
股関節外転	中殿筋，小殿筋，大腿筋膜張筋，縫工筋
股関節内転	恥骨筋，長・短・大内転筋，薄筋
股関節外旋	大殿筋，縫工筋，大腿二頭筋，恥骨筋，深層外旋6筋（内閉鎖筋，外閉鎖筋，上・下双子筋，大腿方形筋，梨状筋）
股関節内旋	小殿筋，半腱様筋，半膜様筋，大腿筋膜張筋

3 股関節の運動学②

SIDE MEMO　トレンデレンブルグ徴候

中殿筋などの股外転筋群に弱化がある場合，患脚起立時に大腿骨を骨盤に固定できず，遊脚側に骨盤が傾く．この現象をいう．

（患脚）　　（患脚）
トレンデレンブルグ　　正常
徴候

4 膝関節の運動学①

1 膝関節の構造

左膝矢状断面（内側面から観察）

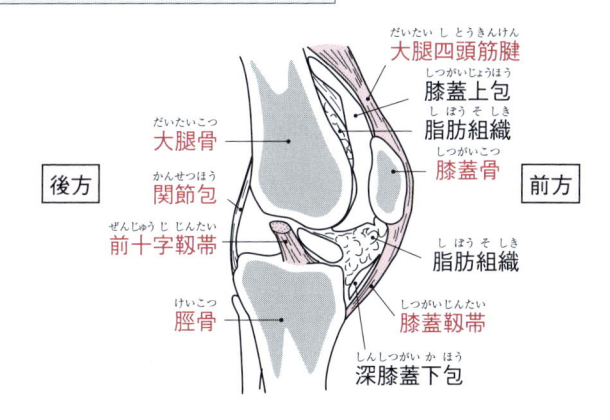

- 大腿四頭筋腱
- 膝蓋上包
- 脂肪組織
- 大腿骨
- 膝蓋骨
- 関節包
- 前十字靱帯
- 脂肪組織
- 脛骨
- 膝蓋靱帯
- 深膝蓋下包

後方／前方

左膝前額断面（前面から観察）

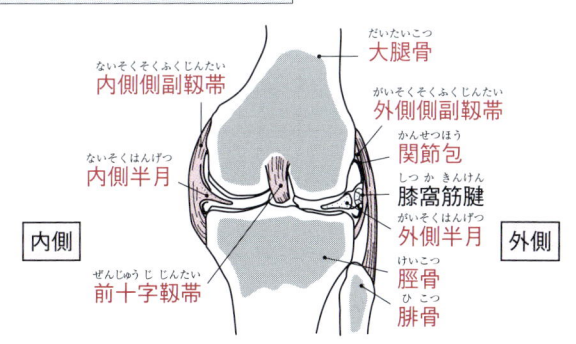

- 大腿骨
- 内側側副靱帯
- 外側側副靱帯
- 関節包
- 内側半月
- 膝窩筋腱
- 外側半月
- 前十字靱帯
- 脛骨
- 腓骨

内側／外側

2 膝関節の特徴

●解剖
- 膝関節は**蝶番関節**（基本的には一軸性関節を指す）の一異型であるが，多軸性関節であるため，特に**らせん関節**に分類する．
- また，膝関節は関節頭が顆状隆起をもち，関節窩が浅いことから**顆状(楕円)関節**ともいえる．
- 近位脛腓関節は**平面(または半)関節**に分類され，脛骨・腓骨間は**脛腓靱帯**で連結されている．
- 大腿骨長軸と脛骨長軸とのなす角度（FTA）を生理的外反といい，角度は**170〜175°**である．

●滑り・転がり
- 膝関節屈曲
  - 0〜30°→**転がり**（屈曲の初期）
  - 30〜90°→**転がり＋滑り**
  - 90〜130°→**純粋な滑り**（屈曲の最終域）

●膝の自動回旋
- 膝を伸展すると→脛骨が**外旋**する（図1）

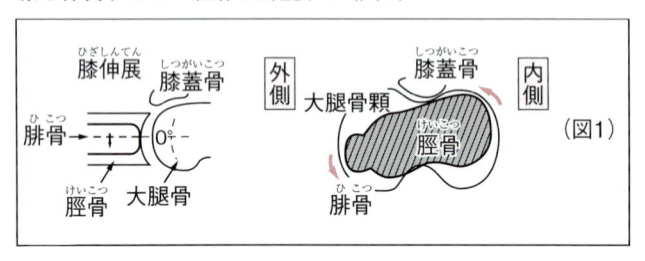

（図1）膝伸展　膝蓋骨　腓骨　脛骨　大腿骨／外側　膝蓋骨　大腿骨顆　脛骨　腓骨　内側

- 膝屈曲約30°→脛骨と大腿の回旋が一致する（図2）

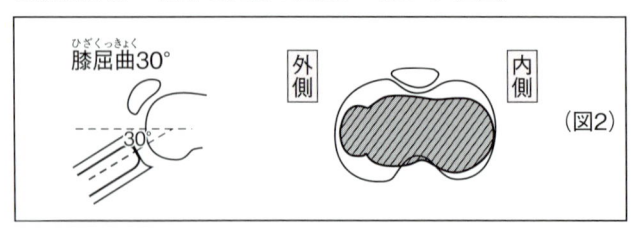

（図2）膝屈曲30°／外側　内側

・膝を屈曲すると→脛骨が内旋する（図3）

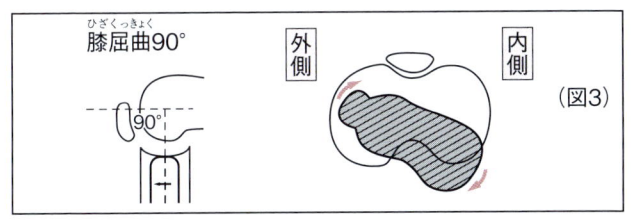

膝屈曲90°　　外側　　内側
（図3）

SIDE MEMO　蝶番関節（一軸性）

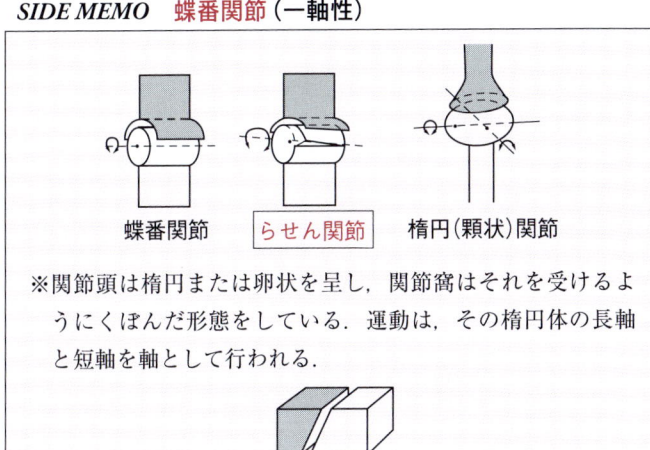

蝶番関節　　らせん関節　　楕円（顆状）関節

※関節頭は楕円または卵状を呈し，関節窩はそれを受けるようにくぼんだ形態をしている．運動は，その楕円体の長軸と短軸を軸として行われる．

平面関節

4　膝関節の運動学①

3 膝の靱帯と半月板

a. 半月板（右膝内面から脛骨上端の観察）

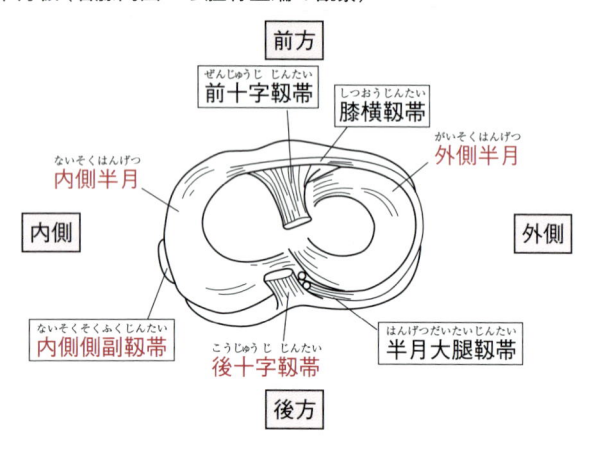

- 前方
- 前十字靱帯
- 膝横靱帯
- 内側半月
- 外側半月
- 内側
- 外側
- 内側側副靱帯
- 後十字靱帯
- 半月大腿靱帯
- 後方

SIDE MEMO 内側半月板（MM）

〈Medial Meniscus〉
内側半月板の後角は，顆間隆起と後十字靱帯の間に付着している．特に，全外縁は冠状靱帯で脛骨にしっかりと付着しているので，脛骨の屈曲・伸展とともに内側半月板も動く．

SIDE MEMO 外側半月板（LM）

〈Lateral Meniscus〉
外側半月板の前角は直接，顆間隆起に付着しているので脛骨の屈曲・伸展にともなって外側半月板も動く．

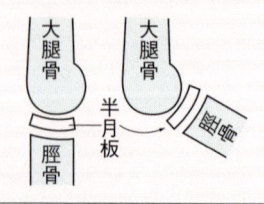

大腿骨／半月板／脛骨

第3章 下肢の運動学

●半月板の特徴

内側半月板：・C型，外側半月板より直径が大きく，前角は後角より薄く，狭い．
　　　　　　・全外縁は冠状靱帯で脛骨に付着している．

外側半月板：半円形，内側半月板より厚い．

●半月板の機能と動き

①機能：1. 関節の適合性を高める
　　　　2. 緩衝作用
　　　　3. 可動の円滑化
　　　　4. 関節内圧の均等化
　　　　5. 滑液の分散

②動きとの関係
　・膝屈曲→半月板は後退する．
　・膝伸展→半月板は前進する．
　・下腿外旋→外側半月板は前進する．
　　　　　　内側半月板は後退する．
　・下腿内旋→外側半月板は後退する．
　　　　　　内側半月板は前進する．

b. 十字靱帯（右膝屈曲位にて前方から観察）

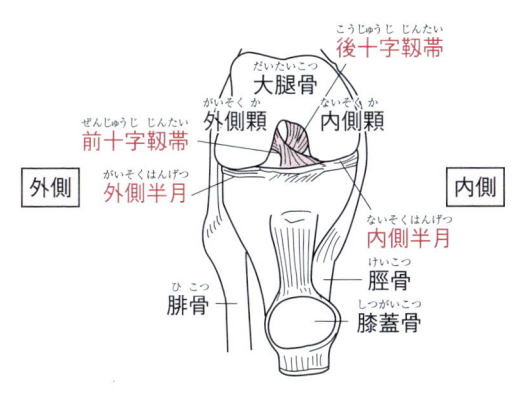

c. 膝関節の靱帯の機能
①内側側副靱帯（MCL）と外側側副靱帯（LCL）

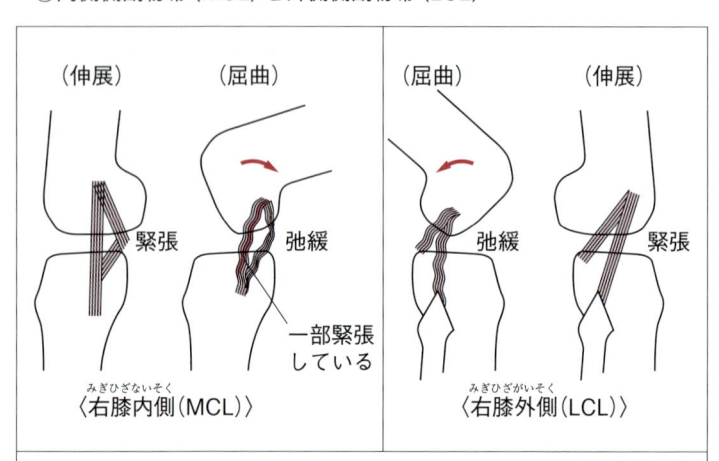

〈右膝内側（MCL）〉	〈右膝外側（LCL）〉
（伸展）緊張／（屈曲）弛緩（一部緊張している）	（屈曲）弛緩／（伸展）緊張

膝関節伸展位では緊張している．
膝関節屈曲位では弛緩している．
外側側副靱帯は内側側副靱帯より強く，弾力性がある．

②前十字靱帯（ACL）と後十字靱帯（PCL）

膝関節の屈曲，伸展に関係なく常に緊張

〈前十字靱帯（ACL）〉

小さな前内側帯（AMB）と大きく厚い後外側帯（PMB）

・脛骨の前方脱臼を防止
・膝屈曲時の大腿骨に対する脛骨回旋の制限
・内反・外反ストレスの制限
・AMB→70〜90°屈曲で特に緊張
・PMB→完全伸展と20〜25°屈曲で特に緊張

※ AMB・PMB両方とも45〜50°で緊張が低下する．

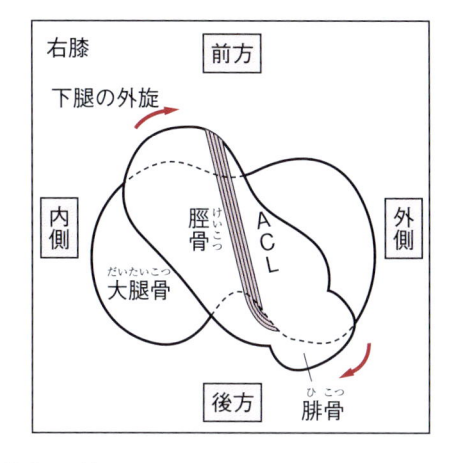

右膝 前方／下腿の外旋／内側／脛骨／ACL／大腿骨／後方／腓骨／外側

〈後十字靱帯（PCL）〉

強度は ACL の **2倍** で，ACL と **相反** する働きがあり，基本的に膝の **安定性** に働く．

全可動域で緊張し，特に体重負荷時の脛骨の **内旋** 時に最も緊張する．膝屈曲時には脛骨の **外旋** 時に緊張する．

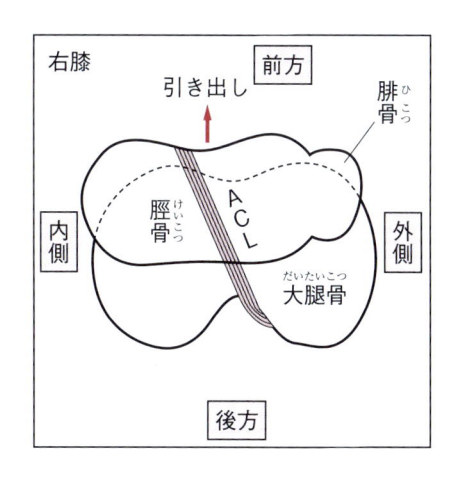

右膝 引き出し／前方／腓骨／脛骨／ACL／大腿骨／内側／外側／後方

SIDE MEMO 膝関節の靭帯

- 前十字靭帯（ACL）

  Anterior Cruciate Ligament

  脛骨の前角に付着するから「前」

- 後十字靭帯（PCL）

  Posterior Cruciate Ligament

  脛骨の後面に付着するから「後」

- 内側側副靭帯（MCL）

  Medial Collateral Ligament

  $115\,kg/cm^2$ の力に対抗，断裂するまで12.5％伸長できる

- 外側側副靭帯（LCL）

  Lateral Collateral Ligament

  $276\,kg/cm^2$ の力に対抗，断裂するまで19％伸長できる

- 膝蓋靭帯（PL）

  Patellar Ligament

5 膝関節の運動学②

1 膝関節に働く筋

膝関節の屈筋（左膝後方から観察）

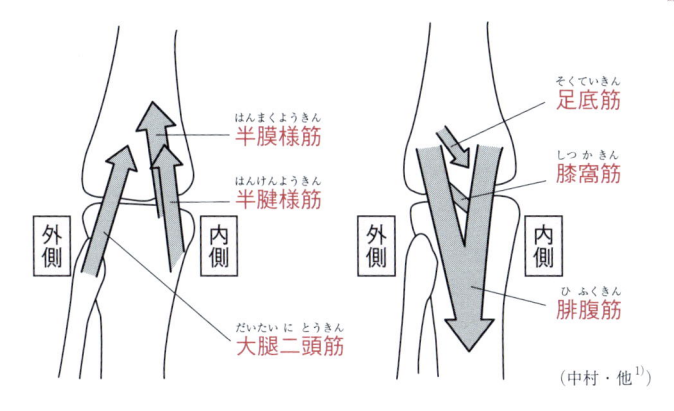

- 半膜様筋
- 半腱様筋
- 大腿二頭筋
- 足底筋
- 膝窩筋
- 腓腹筋

外側　内側

(中村・他[1])

膝関節の伸筋（左膝前方から観察）

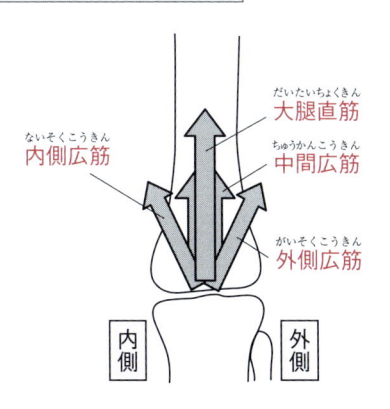

- 大腿直筋
- 内側広筋
- 中間広筋
- 外側広筋

内側　外側

(中村・他[2])

2 膝関節の運動と筋

膝関節屈曲	主働作筋	半腱様筋 半膜様筋 大腿二頭筋
	補助筋	大腿筋膜張筋，縫工筋，薄筋，腓腹筋，膝窩筋，足底筋
膝関節伸展		大腿四頭筋，大腿筋膜張筋
下腿内旋	主働作筋	半腱様筋 半膜様筋
	補助筋	縫工筋 薄筋
下腿外旋	主働作筋	大腿二頭筋
	補助筋	大腿筋膜張筋

3 膝関節角度の発育による変化

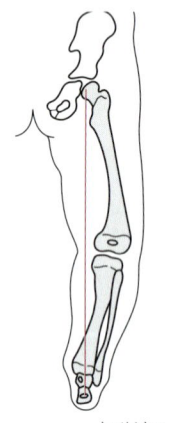

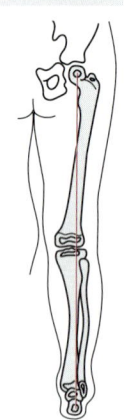

新生児：内反膝　　2〜6歳：外反膝　　成人：（正常）

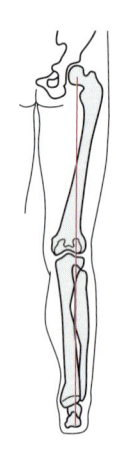

6 足関節・足部の運動学①

1 足部の骨（右足部背面から）

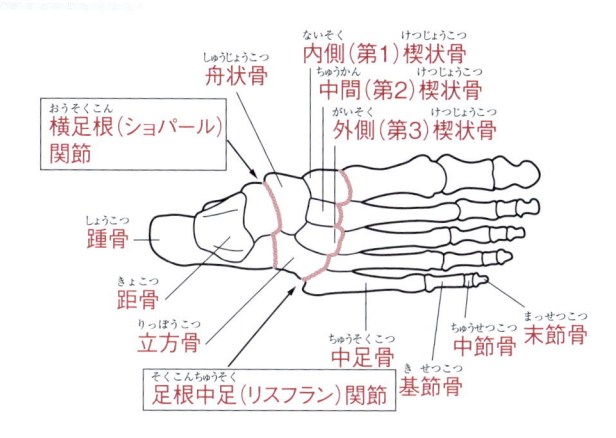

- 舟状骨
- 内側（第1）楔状骨
- 中間（第2）楔状骨
- 外側（第3）楔状骨
- 横足根（ショパール）関節
- 踵骨
- 距骨
- 立方骨
- 足根中足（リスフラン）関節
- 中足骨
- 中節骨
- 末節骨
- 基節骨

2 足根間関節（右足部外側面から）

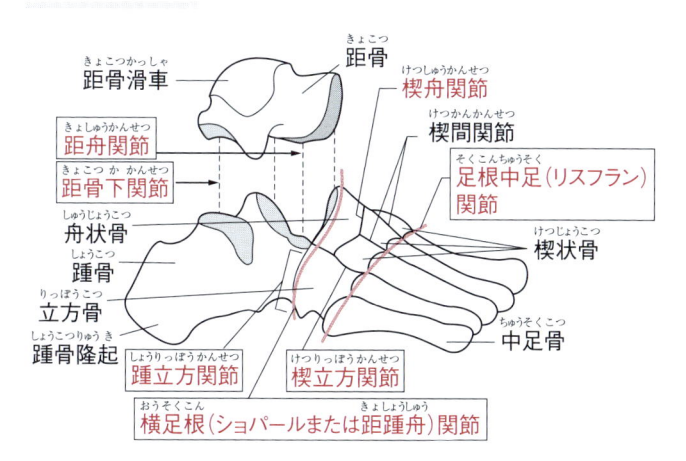

- 距骨滑車
- 距骨
- 楔舟関節
- 距舟関節
- 楔間関節
- 距骨下関節
- 足根中足（リスフラン）関節
- 舟状骨
- 楔状骨
- 踵骨
- 立方骨
- 中足骨
- 踵骨隆起
- 踵立方関節
- 楔立方関節
- 横足根（ショパールまたは距踵舟）関節

SIDE MEMO　内がえし，外がえしにおける運動の組み合わせ

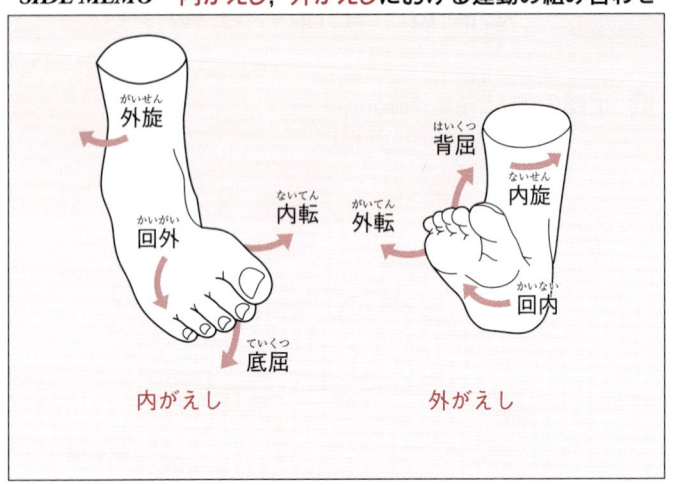

内がえし
- 外旋
- 回外
- 内転
- 底屈

外がえし
- 背屈
- 内旋
- 外転
- 回内

3 足関節の特徴

足関節	・7つの足根骨，5つの中足骨，14の指骨の合計26個 ・距腿関節，足根間関節（距骨下関節，踵立方関節，楔立方関節，距踵舟関節，楔舟関節），足根中足関節，中足間関節，中足指節関節，指節間関節
距腿関節	・脛骨の下関節面，内果，腓骨外果…関節窩（脛腓天蓋）⇔距骨上面の滑車…関節頭 ・らせん関節に分類 ・運動自由度：1度－背屈・底屈が可能 ・靱帯：内側（三角）靱帯，前距腓靱帯，後距腓靱帯，踵腓靱帯 ・距骨滑車の幅：前方＞後方 ・底屈位→関節の遊びができる（わずかに内・外転可能）
距骨下関節	・距骨の下面⇔踵骨上前面 ・顆状関節に分類 ・靱帯：骨間距踵靱帯，外側距踵靱帯，内側距踵靱帯 ・外転，内転運動，外がえし，内がえし運動 ・外がえし→回内－外転－背屈 ・内がえし→回外－内転－底屈
横足根（ショパール）関節	・踵立方関節＋距舟関節 ・靱帯：距舟靱帯，二分靱帯，踵立方靱帯，踵舟靱帯，長足底靱帯 ・底屈，背屈，内転，外転，外がえし，内がえし（距舟関節が主となる）
足根中足（リスフラン）関節	・内側楔状骨⇔第1中足骨，中間楔状骨⇔第2中足骨，外側楔状骨⇔第3中足骨，立方骨⇔第4，5中足骨 ・靱帯：背側，底側，骨間足根中足靱帯 ・すべり運動が主，わずかな底屈，背屈，内転，外転が可能

7 足関節・足部の運動学②

1 足関節部の靱帯

右足部外側面

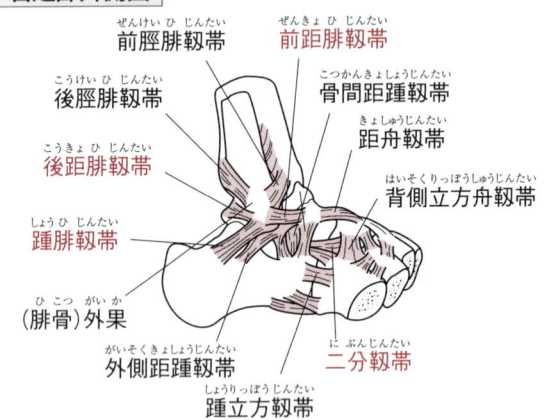

- 前脛腓靱帯
- 前距腓靱帯
- 後脛腓靱帯
- 骨間距踵靱帯
- 距舟靱帯
- 後距腓靱帯
- 背側立方舟靱帯
- 踵腓靱帯
- （腓骨）外果
- 外側距踵靱帯
- 二分靱帯
- 踵立方靱帯

右足部内側面

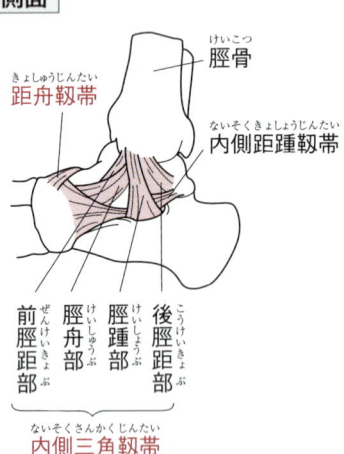

- 距舟靱帯
- 脛骨
- 内側距踵靱帯
- 前脛距部
- 脛舟部
- 脛踵部
- 後脛距部
- 内側三角靱帯

（中村・他³⁾）

2 足底の靭帯と腱膜

右足底面表層

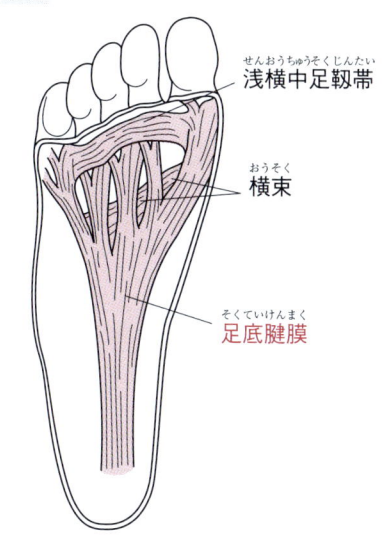

- 浅横中足靭帯
- 横束
- 足底腱膜

右足底面深層

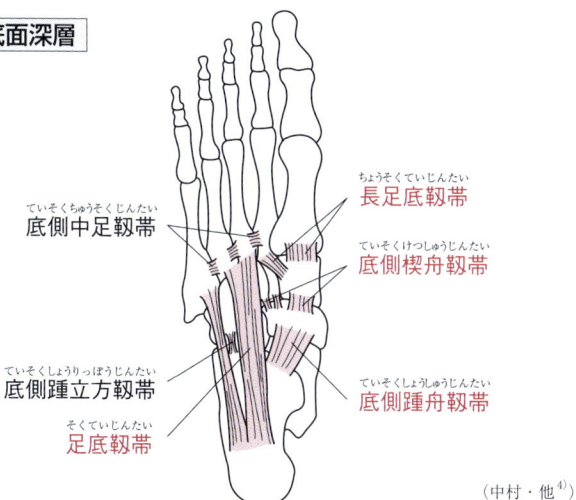

- 底側中足靭帯
- 長足底靭帯
- 底側楔舟靭帯
- 底側立方靭帯
- 底側踵舟靭帯
- 底側踵立方靭帯
- 足底靭帯

(中村・他[4])

8 足関節・足部の運動学③

1 足のアーチの構造（右足部内側面）

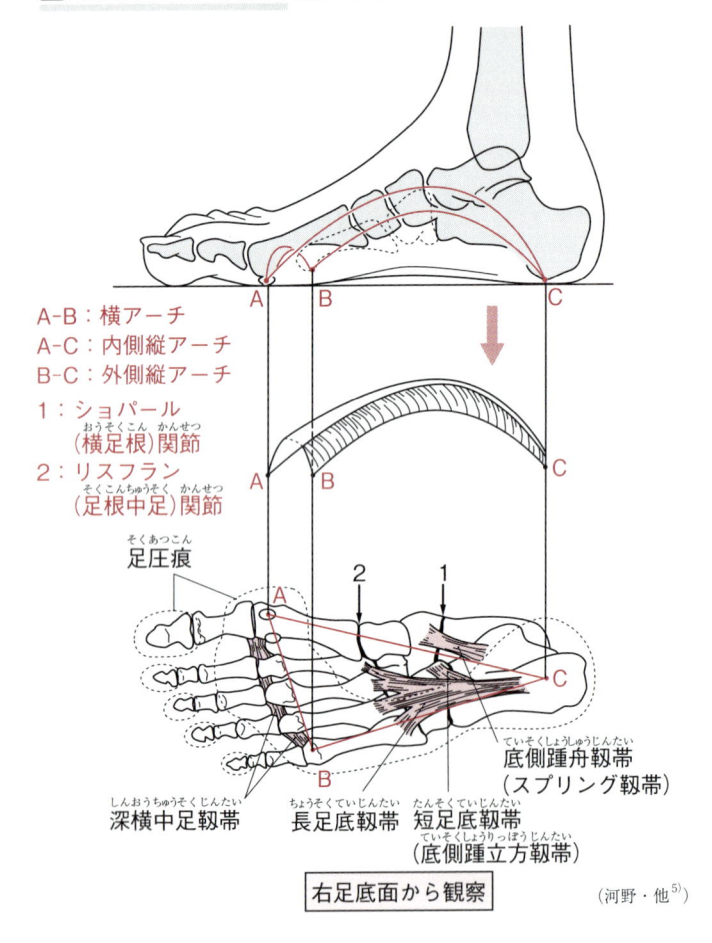

A-B：横アーチ
A-C：内側縦アーチ
B-C：外側縦アーチ

1：ショパール
　（横足根）関節
2：リスフラン
　（足根中足）関節

足圧痕

底側踵舟靱帯
（スプリング靱帯）

深横中足靱帯　長足底靱帯　短足底靱帯
（底側踵立方靱帯）

右足底面から観察

（河野・他[5]）

第3章　下肢の運動学

SIDE MEMO　足のアーチ（足弓）

足部骨格の全体の配列でつくる，上方に隆起した軽い湾曲のこと．力学的に合理的な荷重支持に役立つ．アーチ形成により足底にかかる体重は分散されて床に伝達される．
内側縦アーチ，外側縦アーチ，横アーチの3種類がある．
高さは，内側縦アーチが外側縦アーチより高い．
出生時には低く未完成であるが，成長とともに活発な筋活動と体重増加に対する抗重力作用として高さを増して完成する．

2 足のアーチの特徴

内側縦 アーチ A—C	・土踏まずを形成． ・歩行運動と密接な関係をもつ． ・骨：踵骨—距骨—舟状骨—第1～3内側楔状骨—第1～3中足骨 接地部分：踵骨隆起底側部，第1中足骨の種子骨 アーチの頂点：舟状骨 ・靱帯：底側踵舟靱帯，距踵靱帯，楔舟靱帯，足根中足靱帯 ・筋：後脛骨筋，前脛骨筋，長母指屈筋，長指屈筋，母指外転筋
外側縦 アーチ B—C	・足のバランスと密接な関係をもつ． ・骨：踵骨—立方骨—第4，5中足骨 接地部分：皮膚を含めた軟部組織で，全長にわたって接地 アーチの頂点：踵立方関節部 ・靱帯：長足底靱帯，踵立方靱帯，足根中足靱帯 ・筋：長腓骨筋，短腓骨筋，小指外転筋
横アーチ A—B	・内側縦アーチと外側縦アーチの間にできるもの 1. 第1中足骨頭（種子骨）—第2～5中足骨頭 アーチの頂点：第2中足骨頭 靱帯：深横中足靱帯 筋：母指内転筋横頭 2. 内側楔状骨—中間楔状骨—外側楔状骨—立方骨 アーチの頂点：中間楔状骨 靱帯：楔間靱帯，楔立方靱帯 筋：長腓骨筋

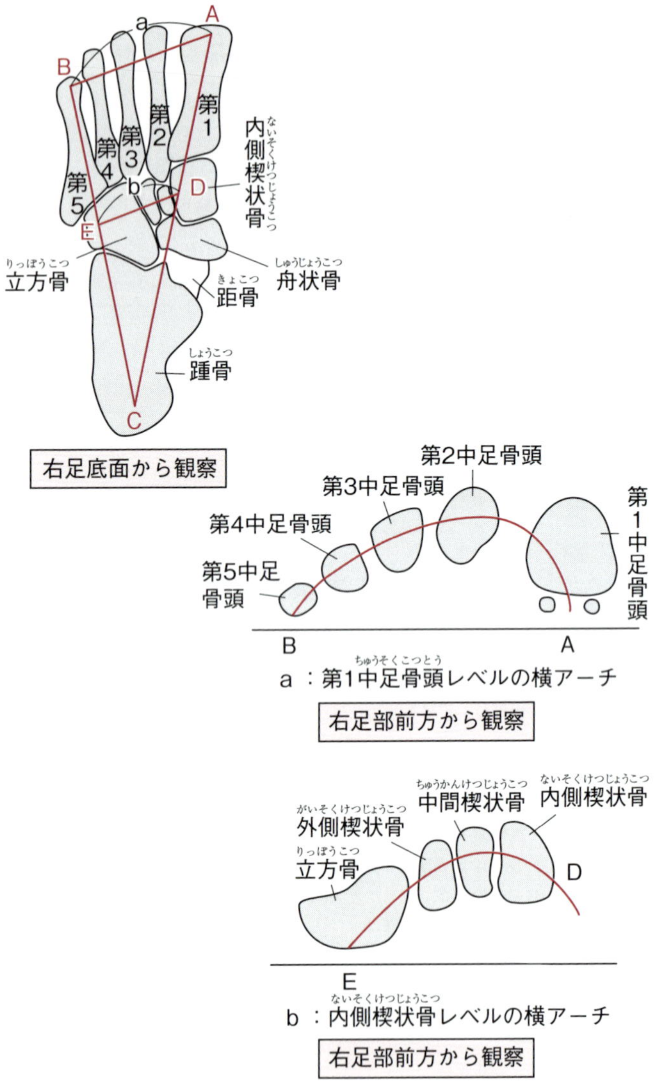

右足底面から観察

a：第1中足骨頭レベルの横アーチ

右足部前方から観察

b：内側楔状骨レベルの横アーチ

右足部前方から観察

(中村・他[6])

9 足関節・足部の運動学④

1 足関節の運動に働く筋

背屈に関わる筋（右足前面から観察）

- 長指伸筋
- 第3腓骨筋
- 前脛骨筋
- 長母指伸筋

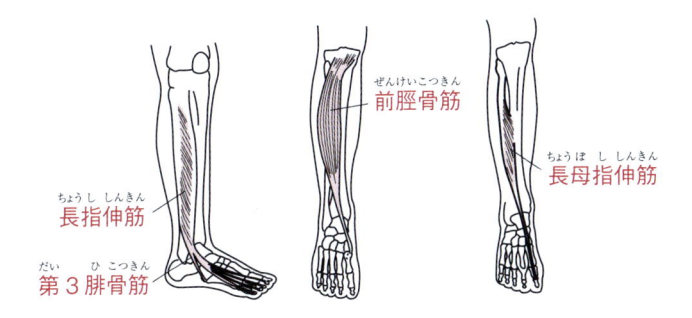

底屈に関わる筋（右足前面から観察）

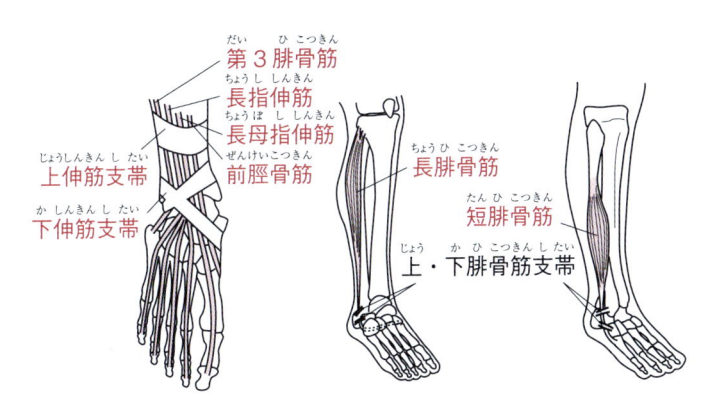

- 第3腓骨筋
- 長指伸筋
- 長母指伸筋
- 上伸筋支帯
- 前脛骨筋
- 下伸筋支帯
- 長腓骨筋
- 短腓骨筋
- 上・下腓骨筋支帯

底屈に関わる筋（右足後面から観察）

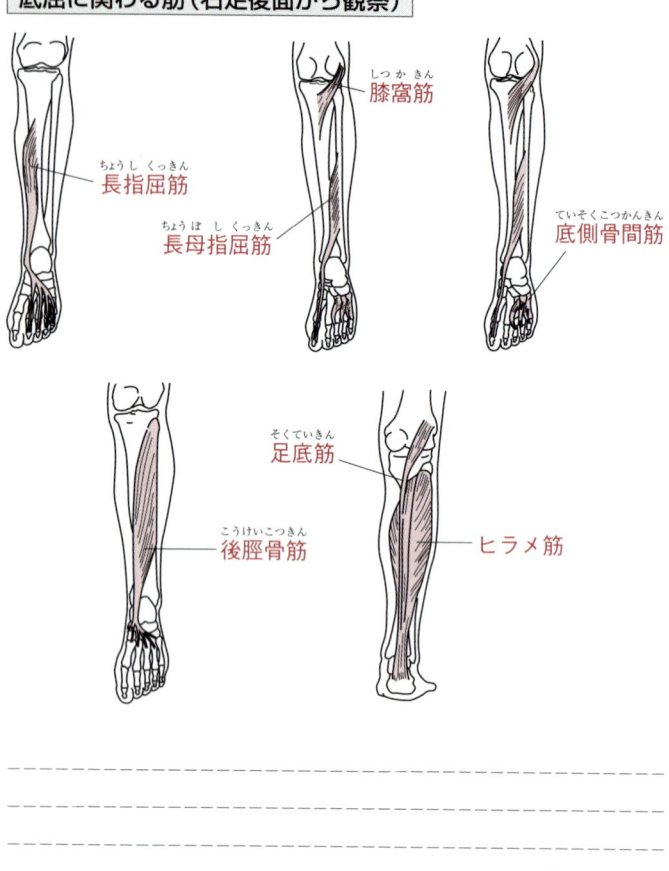

- 長指屈筋（ちょうしくっきん）
- 膝窩筋（しつかきん）
- 長母指屈筋（ちょうぼしくっきん）
- 底側骨間筋（ていそくこつかんきん）
- 後脛骨筋（こうけいこつきん）
- 足底筋（そくていきん）
- ヒラメ筋

2 足関節の運動と筋

筋名	神経	作用
前脛骨筋	深腓骨神経	足の背屈, 内反, 下腿の前傾
長母指伸筋	深腓骨神経	足の背屈, 母指の伸展, 下腿の前傾
長指伸筋	深腓骨神経	第2〜5指伸展, 足の背屈, 外反, 下腿の前傾
第3腓骨筋	深腓骨神経	足の背屈, 外転, 外反
長腓骨筋	浅腓骨神経	足の底屈, 外反
短腓骨筋	浅腓骨神経	足の底屈, 外反
腓腹筋	脛骨神経	足の底屈, 膝関節屈曲
ヒラメ筋	脛骨神経	足の底屈
足底筋	脛骨神経	足の底屈
後脛骨筋	脛骨神経	足の底屈, 内転, 内反
長指屈筋	脛骨神経	第2〜5指屈曲, 足の底屈, 内反
長母指屈筋	脛骨神経	母指屈曲, 足の底屈, 内反

3 下肢の運動学

SIDE MEMO **背屈と底屈**

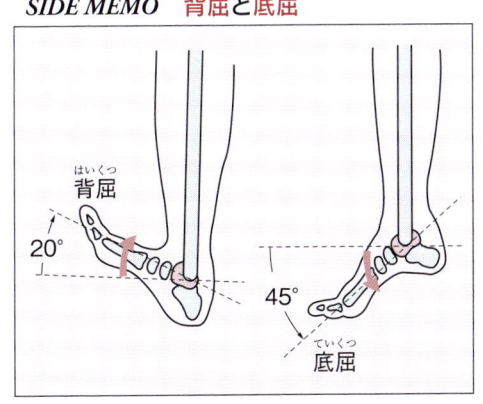

背屈 20°
底屈 45°

足関節の運動範囲

底屈：45°
背屈：20°
外反：20°
内反：30°
外転：10°
内転：20°

9 足関節・足部の運動学④

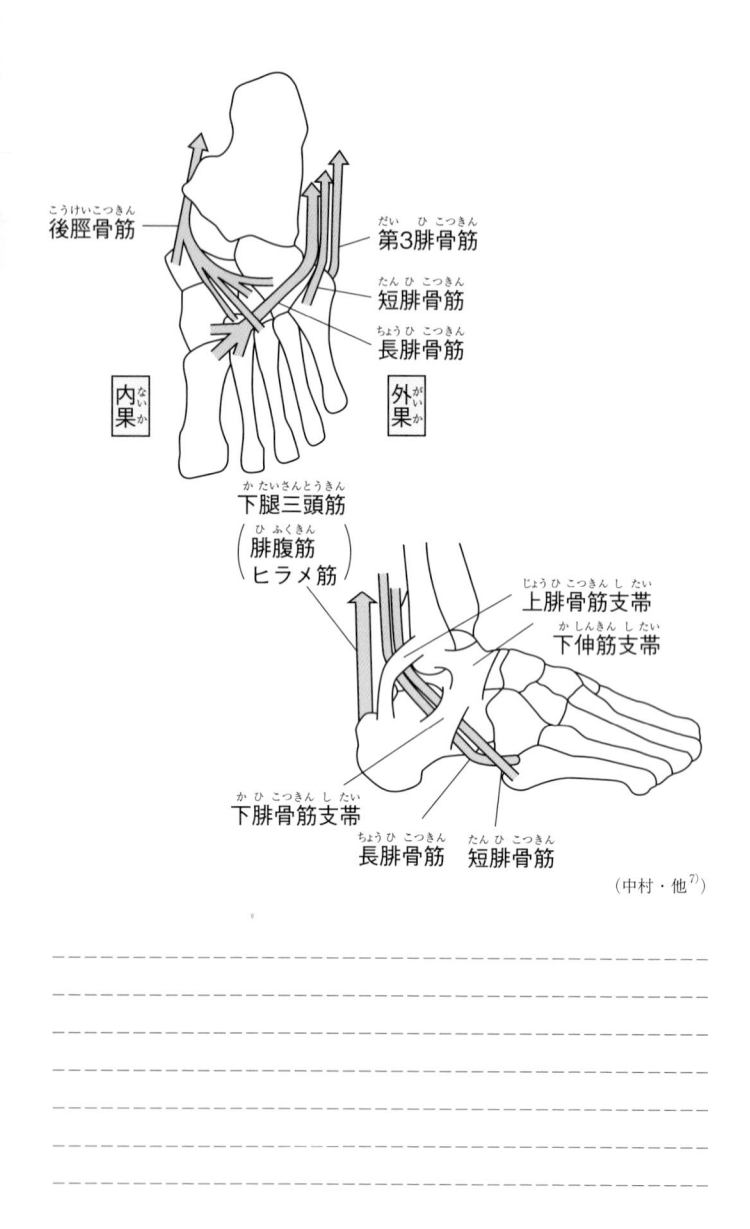

後脛骨筋　第3腓骨筋
短腓骨筋
長腓骨筋
内果　外果

下腿三頭筋
（腓腹筋／ヒラメ筋）

上腓骨筋支帯
下伸筋支帯
下腓骨筋支帯
長腓骨筋　短腓骨筋

(中村・他[7])

3 足部の運動に働く筋

足底浅層（右足底部から観察）

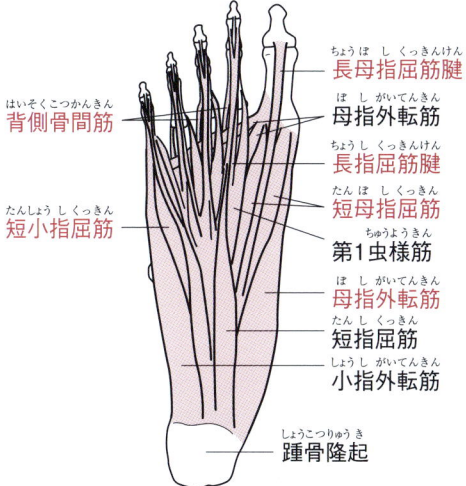

- 長母指屈筋腱
- 背側骨間筋
- 母指外転筋
- 長指屈筋腱
- 短母指屈筋
- 短小指屈筋
- 第1虫様筋
- 母指外転筋
- 短指屈筋
- 小指外転筋
- 踵骨隆起

(河野・他[8])

足底深層（右足底部から観察）

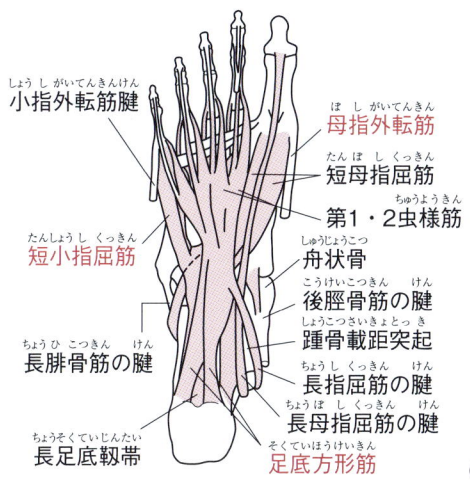

- 小指外転筋腱
- 母指外転筋
- 短母指屈筋
- 第1・2虫様筋
- 短小指屈筋
- 舟状骨
- 後脛骨筋の腱
- 踵骨載距突起
- 長腓骨筋の腱
- 長指屈筋の腱
- 長母指屈筋の腱
- 長足底靱帯
- 足底方形筋

(河野・他[9])

9 足関節・足部の運動学④

SIDE MEMO　足部の運動の運動範囲

〈足部〉	〈母指IP関節〉	〈足指PIP関節〉
外がえし：20°	屈曲：60°	屈曲：35°
内がえし：30°	伸展：0°	伸展：0°
外転：10°	〈足指MP関節〉	〈足指DIP関節〉
内転：20°	屈曲：35°	屈曲：50°
〈母指MP関節〉	伸展：40°	伸展：0°
屈曲：35°		
伸展：60°		

4 足指の運動と筋

屈曲	足指を曲げる	長指屈筋，長母指屈筋，短指屈筋，虫様筋，骨間筋，短母指屈筋，小指屈筋
伸展	足指を伸ばす	長指伸筋，長母指伸筋，短指伸筋
外転	足指を第2指から遠ざける	母指外転筋，小指外転筋，背側骨間筋
内転	足指を第2指に近づける	母指内転筋，底側骨間筋

第4章
体幹の運動学

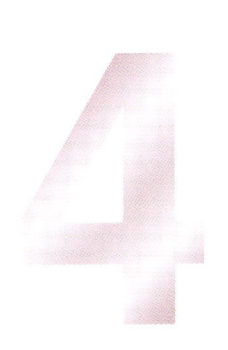

1. 体幹の解剖学 ………………… 128
2. 顔面・頭部の運動学 ………… 133
3. 頸椎の運動学 ………………… 136
4. 胸椎・胸郭の運動学 ………… 140
5. 腰椎・骨盤の運動学 ………… 143

1 体幹の解剖学

1 体幹を構成する骨格

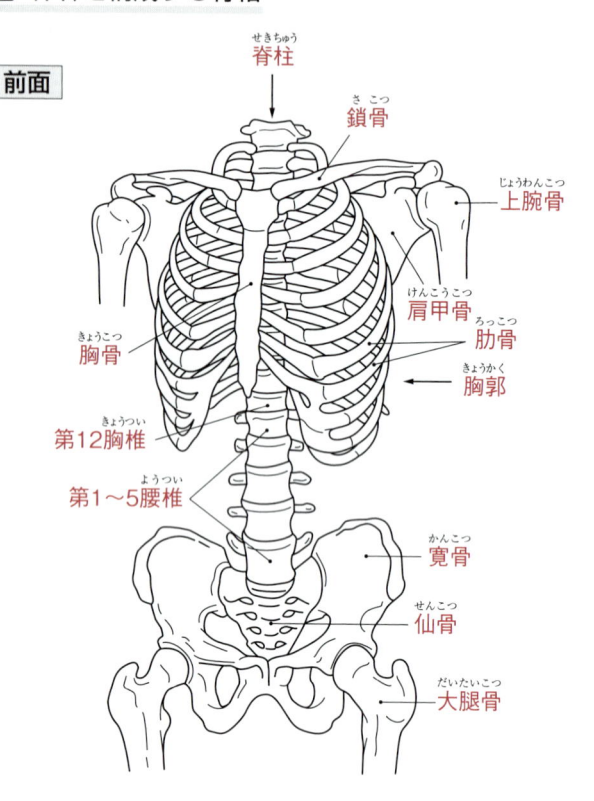

前面

- 脊柱
- 鎖骨
- 上腕骨
- 肩甲骨
- 肋骨
- 胸骨
- 胸郭
- 第12胸椎
- 第1〜5腰椎
- 寛骨
- 仙骨
- 大腿骨

SIDE MEMO 体幹を構成する骨格

椎骨＋肋骨＋胸骨
　↑
32〜35個あり，脊柱をつくっている．

SIDE MEMO　椎骨の連結

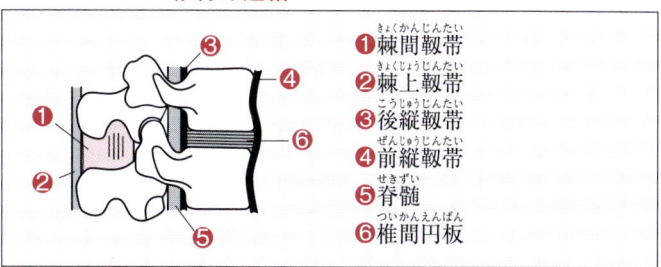

❶ 棘間靱帯
❷ 棘上靱帯
❸ 後縦靱帯
❹ 前縦靱帯
❺ 脊髄
❻ 椎間円板

SIDE MEMO　脊柱起立筋（後面）

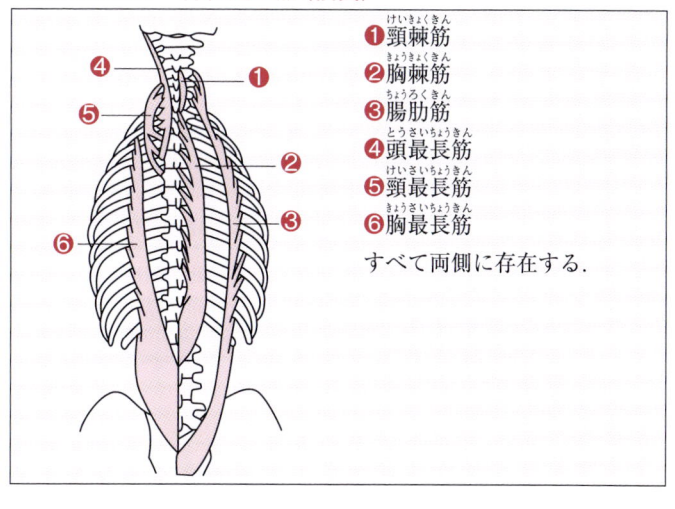

❶ 頸棘筋
❷ 胸棘筋
❸ 腸肋筋
❹ 頭最長筋
❺ 頸最長筋
❻ 胸最長筋

すべて両側に存在する．

1　体幹の解剖学

❷ 脊柱

前面 / **右側面**

- 環(第1頸)椎
- 軸(第2頸)椎
- 頸椎 7個
- 胸椎 12個
- 腰椎 5個
- 仙骨 1個
- 尾骨 1個

SIDE MEMO **脊柱の動き**

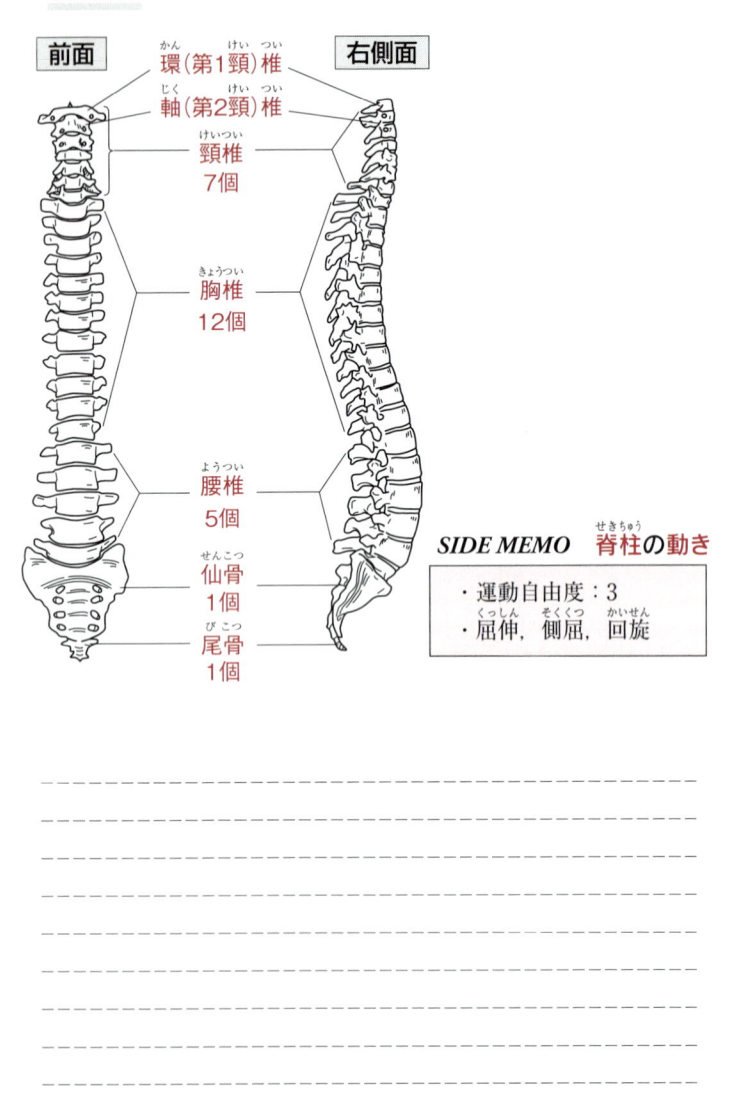

- 運動自由度：3
- 屈伸, 側屈, 回旋

3 椎骨

胸椎（上面）

- 棘突起
- 横突起
- 上関節突起
- 椎孔

胸椎（右側面）

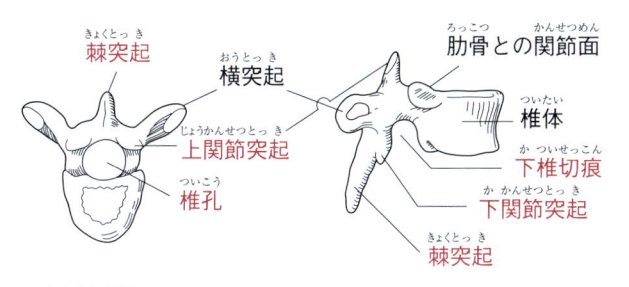

- 肋骨との関節面
- 椎体
- 下椎切痕
- 下関節突起
- 棘突起

4 椎間円板

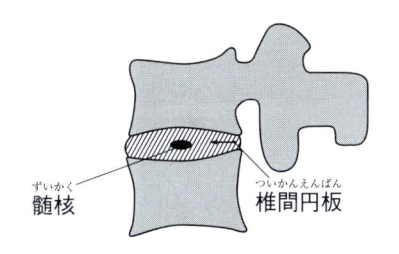

- 髄核
- 椎間円板

●椎間円板の機能

- 上下椎体の連結作用
- 脊柱の可動性作用
- 体重圧の緩衝作用
- 最大加重で最大可動の椎間円板：L5〜S1の間

●髄核の動き

- 椎骨間の動きが屈曲の場合は後方へ移動し、伸展の場合は前方へ移動する．
- 椎骨間の動きが右側屈の場合は左側方へ移動し、左側屈の場合は右側方へ移動する．
- 椎骨間に回旋が起こると、線維輪の緊張で髄核は圧迫を受ける．

5 椎間関節の関節面の方向

水平面に対する関節面の方向

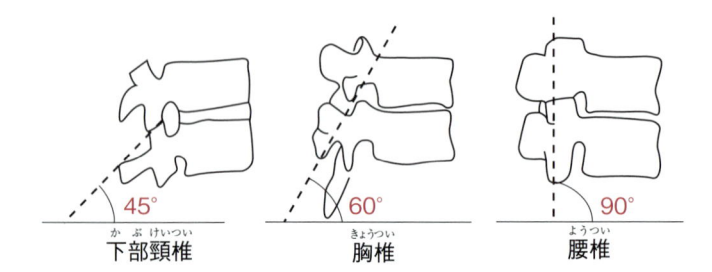

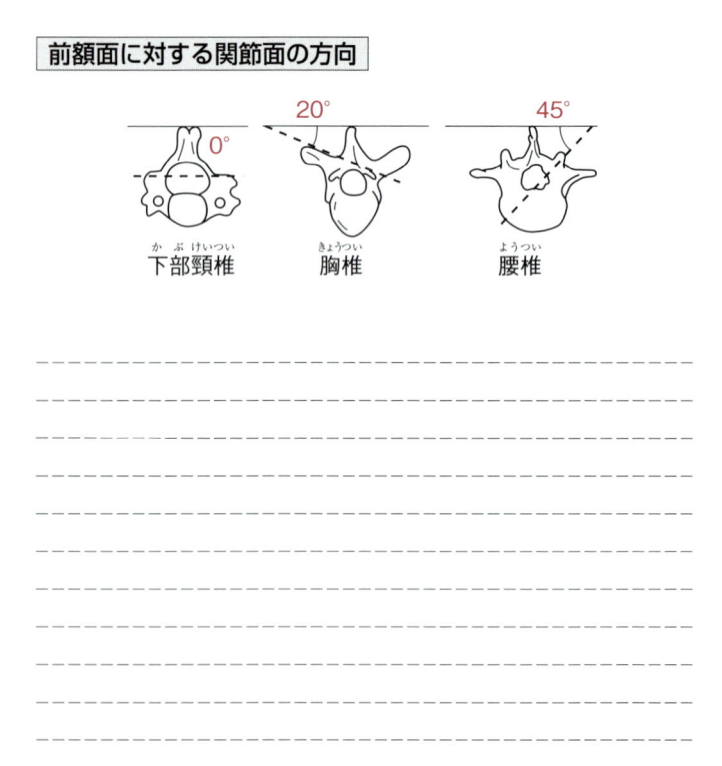

- 下部頸椎 45°
- 胸椎 60°
- 腰椎 90°

前額面に対する関節面の方向

- 下部頸椎 0°
- 胸椎 20°
- 腰椎 45°

2 顔面・頭部の運動学

1 頭蓋骨

頭蓋の前面

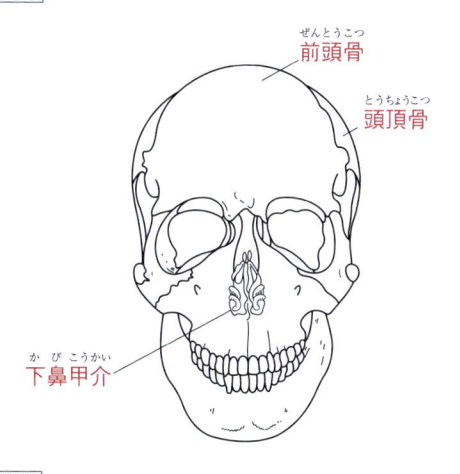

- 前頭骨
- 頭頂骨
- 下鼻甲介

頭蓋の側面

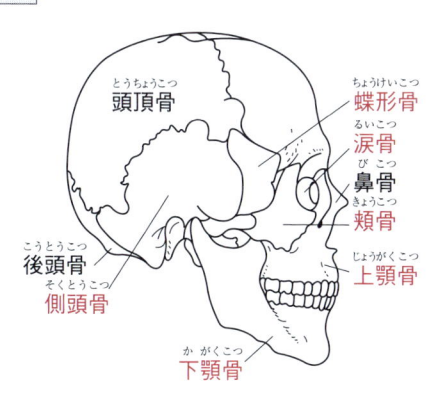

- 頭頂骨
- 後頭骨
- 側頭骨
- 蝶形骨
- 涙骨
- 鼻骨
- 頬骨
- 上顎骨
- 下顎骨

SIDE MEMO　頭蓋骨(とうがいこつ)

①脳頭蓋
→脳を保護する．
- 前頭骨(ぜんとうこつ)(1個)
- 頭頂骨(とうちょうこつ)(2個)
- 後頭骨(こうとうこつ)(1個)
- 側頭骨(そくとうこつ)(2個)
- 蝶形骨(ちょうけいこつ)(1個)

②顔面頭蓋
→感覚・消化・呼吸器を保護する．

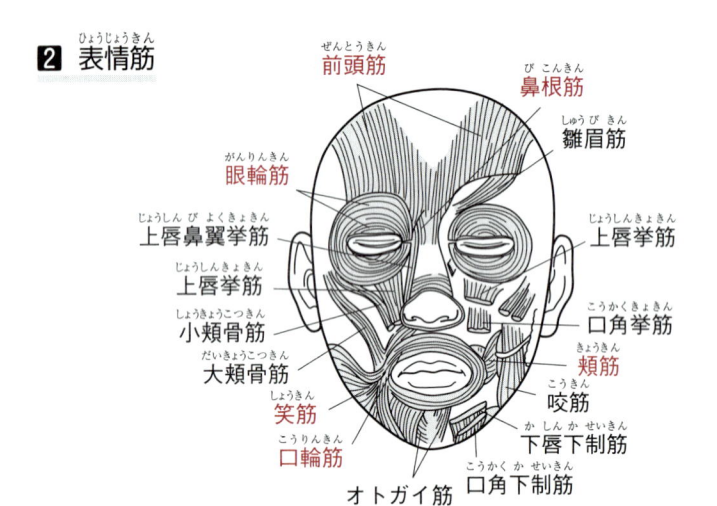

- 篩骨(しこつ)(1個)
- 下鼻甲介(かびこうかい)(2個)
- 涙骨(るいこつ)(2個)
- 鼻骨(びこつ)(2個)
- 鋤骨(じょこつ)(1個)
- 上顎骨(じょうがくこつ)(2個)
- 口蓋骨(こうがいこつ)(2個)
- 頬骨(きょうこつ)(2個)
- 下顎骨(かがくこつ)(1個)
- 舌骨(ぜっこつ)(1個)

2 表情筋(ひょうじょうきん)

前頭筋(ぜんとうきん)
鼻根筋(びこんきん)
雛眉筋(しゅうびきん)
眼輪筋(がんりんきん)
上唇鼻翼挙筋(じょうしんびよくきょきん)
上唇挙筋(じょうしんきょきん)
小頬骨筋(しょうきょうこつきん)
大頬骨筋(だいきょうこつきん)
笑筋(しょうきん)
口輪筋(こうりんきん)
オトガイ筋
口角下制筋(こうかくかせいきん)
下唇下制筋(かしんかせいきん)
咬筋(こうきん)
頬筋(きょうきん)
口角挙筋(こうかくきょきん)
上唇挙筋(じょうしんきょきん)

SIDE MEMO　表情筋(ひょうじょうきん)(顔面筋(がんめんきん))(顔面神経支配)

- 前頭筋(ぜんとうきん)(額のシワ)
- 皺眉筋(しゅうびきん)(眉間のシワ)
- 口輪筋(こうりんきん)(口笛を吹く)
- 上唇挙筋(じょうしんきょきん)(泣くときの上唇)
- 大頬骨筋(だいきょうこつきん)(笑う)
- 口角下制筋(こうかくかせいきん)(不満顔)
- 小頬骨筋(しょうきょうこつきん)(泣く)
- 眼輪筋(がんりんきん)(ウインク)
- 口角挙筋(こうかくきょきん)(ウインク)

第4章　体幹の運動学

3 咀嚼筋(そしゃくきん)

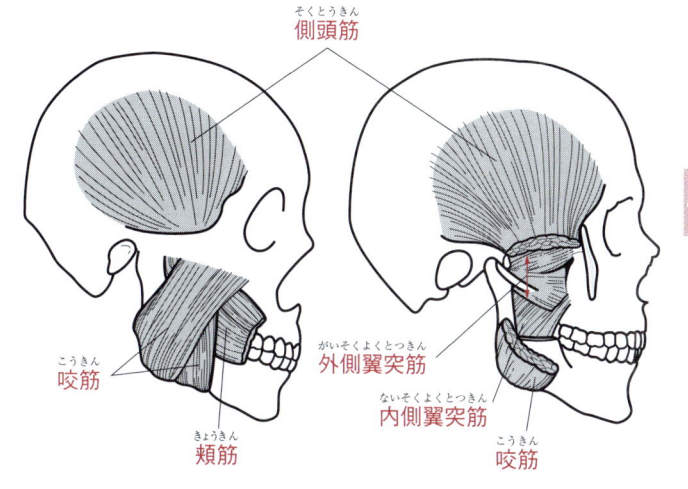

側頭筋(そくとうきん)

咬筋(こうきん)
頬筋(きょうきん)
外側翼突筋(がいそくよくとつきん)
内側翼突筋(ないそくよくとつきん)
咬筋(こうきん)

SIDE MEMO 咀嚼筋〔下顎神経支配(三叉神経第3枝)〕

- 咬筋(顎関節挙上)
- 側頭筋(顎関節挙上,後退)
- 外側翼突筋(顎関節前進,左右運動)
- 内側翼突筋(顎関節挙上,前進,左右運動)

2 顔面・頭部の運動学

3 頸椎の運動学

1 脊椎と頭部の連結（後面）

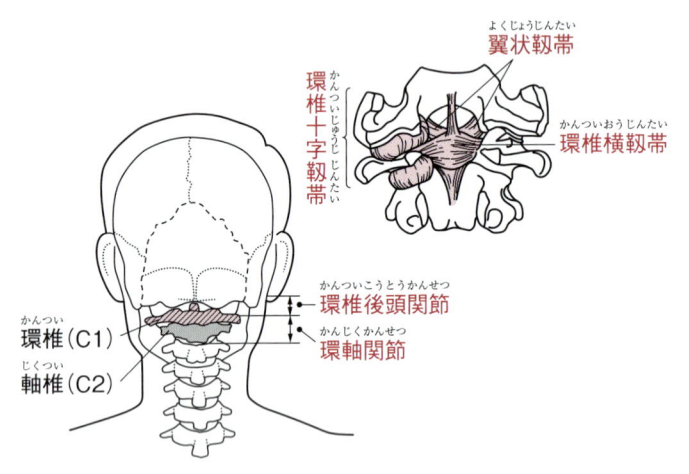

翼状靱帯
環椎十字靱帯
環椎横靱帯
環椎後頭関節
環軸関節
環椎（C1）
軸椎（C2）

※頸椎の回旋運動の大部分は環軸関節で行われる．

SIDE MEMO　椎間板ヘルニア

椎間板ヘルニアとは，髄核が線維輪を突き破って後外方に脱出し，脊髄神経の神経根を圧迫刺激して，疼痛などをきたす疾患である．

神経根の圧迫

2 脊椎の連結

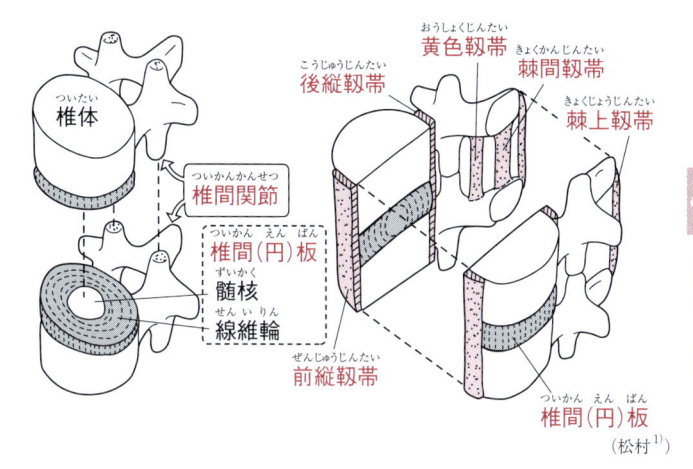

- 椎体
- 椎間関節
- 椎間(円)板
  - 髄核
  - 線維輪
- 後縦靱帯
- 黄色靱帯
- 棘間靱帯
- 棘上靱帯
- 前縦靱帯
- 椎間(円)板

(松村[1])

3 頸部の筋

頸部の屈曲(前面)

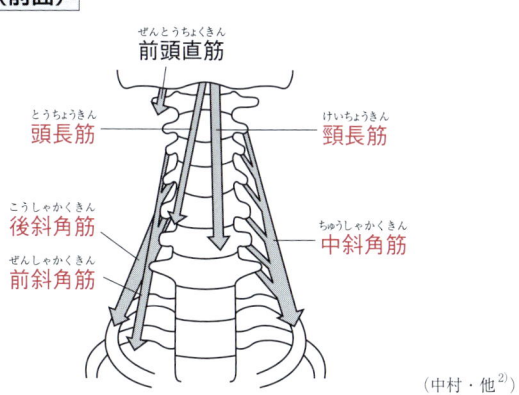

- 前頭直筋
- 頭長筋
- 頸長筋
- 後斜角筋
- 中斜角筋
- 前斜角筋

(中村・他[2])

3 頸椎の運動学

頸部の伸筋後面①

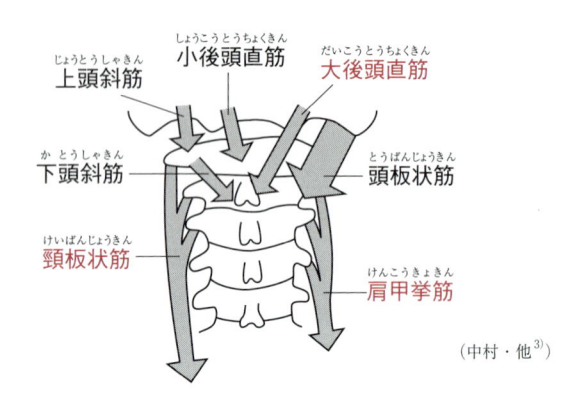

- 上頭斜筋（じょうとうしゃきん）
- 小後頭直筋（しょうこうとうちょくきん）
- 大後頭直筋（だいこうとうちょくきん）
- 下頭斜筋（かとうしゃきん）
- 頭板状筋（とうばんじょうきん）
- 頸板状筋（けいばんじょうきん）
- 肩甲挙筋（けんこうきょきん）

(中村・他[3])

頸部の伸筋後面②

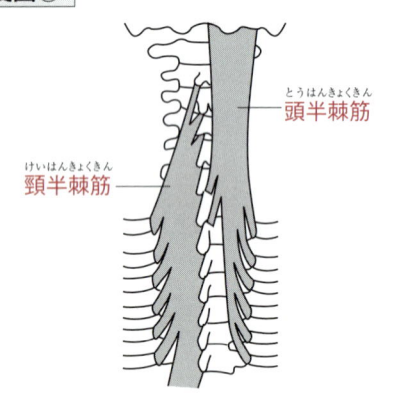

- 頭半棘筋（とうはんきょくきん）
- 頸半棘筋（けいはんきょくきん）

(中村・他[4])

SIDE MEMO 胸鎖乳突筋(きょうさにゅうとつきん)

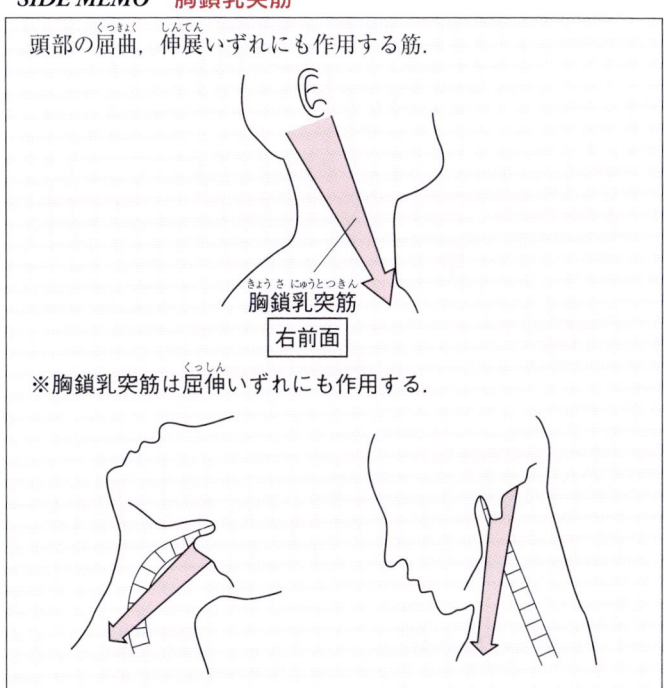

頭部の屈曲(くっきょく),伸展(しんてん)いずれにも作用する筋.

胸鎖乳突筋(きょうさにゅうとつきん)
右前面

※胸鎖乳突筋は屈伸(くっしん)いずれにも作用する.

4 頭・頸部の運動と筋(とうけいぶうんどうきん)

動き	関与する筋
屈曲	胸鎖乳突筋,斜角筋群,椎前筋群
伸展	脊柱起立筋群,僧帽筋,板状筋群,短背筋群,後頭下筋群,胸鎖乳突筋
回旋	同側:板状筋群,脊柱起立筋群,後頭下筋 反対側:胸鎖乳突筋,短背筋群
側屈	胸鎖乳突筋,斜角筋群,板状筋群,脊柱起立筋群,短背筋群,椎前筋群,後頭下筋群

3 頸椎の運動学

4 胸椎・胸郭の運動学

1 胸郭

- 胸郭：12個の胸椎 +12対の肋骨 +1個の胸骨
- 胸郭の役割：呼吸運動に関与
- 胸腔の役割：臓器の保護

2 胸郭呼吸運動

- 前後方向への拡大：上位肋骨の挙上

  > 胸郭前後径の増大

- 左右方向への拡大：下位肋骨の挙上

  > 胸郭横径の増大

水平横断上方から

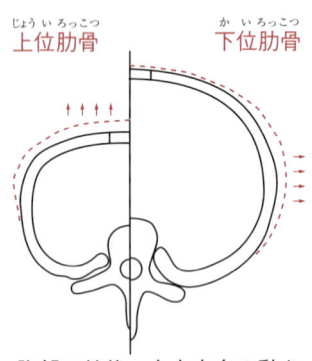

上位肋骨　　下位肋骨

胸郭の前後・左右方向の動き

右外側面

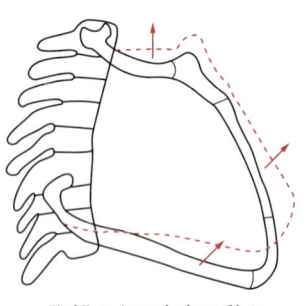

胸郭の上下方向の動き

(中村[5])

- 上下方向への拡大：第1・2肋骨の挙上および
  <u>横隔膜</u>の収縮……下方移動
  ↓
  > 胸郭縦（または上下）径の増大

- 呼吸運動—腹式呼吸：横隔膜呼吸

    腹部の動き著明，男性＞女性

    胸式呼吸：肋骨呼吸

    胸部の動き著明，男性＜女性

SIDE MEMO 胸椎椎間関節の連結

> ・屈伸運動の制限
> ・回旋運動有利

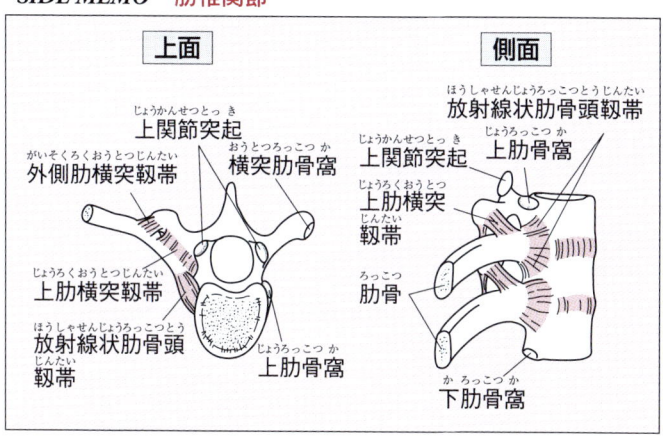

SIDE MEMO 肋椎関節

上面
- 上関節突起
- 横突肋骨窩
- 外側肋横突靱帯
- 上肋横突靱帯
- 放射線状肋骨頭靱帯
- 上肋骨窩

側面
- 放射線状肋骨頭靱帯
- 上関節突起
- 上肋骨窩
- 上肋横突靱帯
- 肋骨
- 下肋骨窩

4 胸椎・胸郭の運動学

3 呼吸に関与する筋

- 吸気筋：横隔膜，外肋間筋，内肋間筋前部が働く．
- 呼気筋：通常呼気には筋収縮の必要性なし．
  強制呼気には内肋間筋横部・後部，腹筋群が働く．

左後面

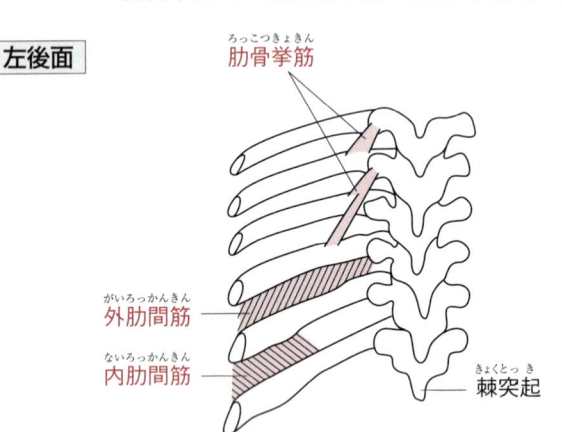

- 肋骨挙筋
- 外肋間筋
- 内肋間筋
- 棘突起

SIDE MEMO 内肋間筋と外肋間筋の走行図

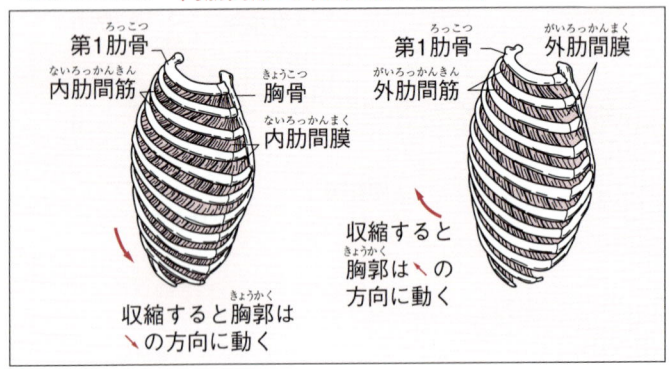

- 第1肋骨
- 内肋間筋
- 胸骨
- 内肋間膜
- 収縮すると胸郭は＼の方向に動く

- 第1肋骨
- 外肋間膜
- 外肋間筋
- 収縮すると胸郭は＼の方向に動く

5 腰椎・骨盤の運動学

1 骨盤の関節と靱帯

前面（右）

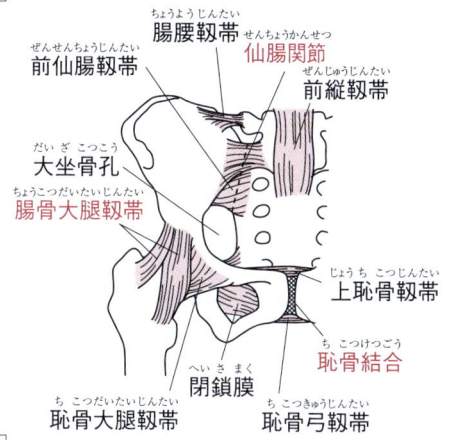

- 腸腰靱帯
- 前仙腸靱帯
- 仙腸関節
- 前縦靱帯
- 大坐骨孔
- 腸骨大腿靱帯
- 上恥骨靱帯
- 恥骨結合
- 閉鎖膜
- 恥骨大腿靱帯
- 恥骨弓靱帯

後面（右）

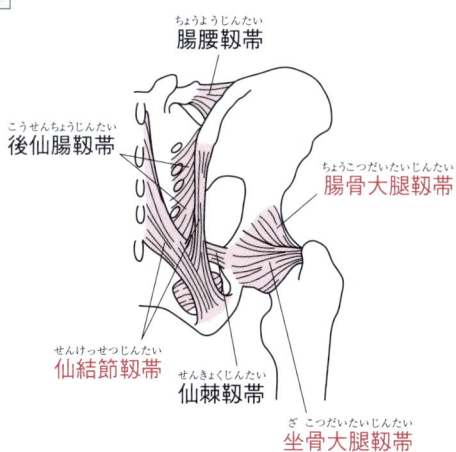

- 腸腰靱帯
- 後仙腸靱帯
- 腸骨大腿靱帯
- 仙結節靱帯
- 仙棘靱帯
- 坐骨大腿靱帯

（中村・他[6]）

4 体幹の運動学

SIDE MEMO 腰椎の動き

屈曲,伸展,側屈は可能だが,回旋はほとんどできない.

2 腰部前面の筋

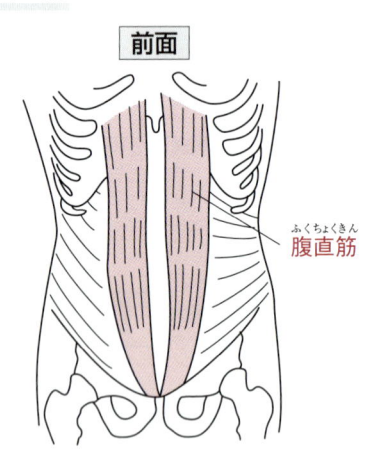

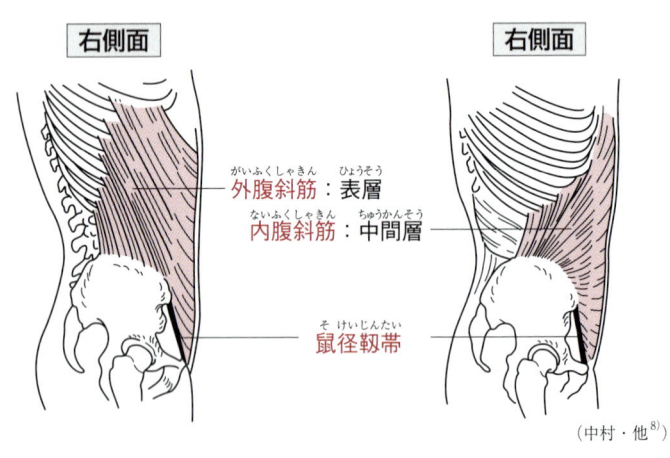

前面

腹直筋

(中村・他[7])

右側面

外腹斜筋:表層
内腹斜筋:中間層

右側面

鼠径靱帯

(中村・他[8])

第4章 体幹の運動学

〈腹直筋〉
　両側同時：体幹屈曲
〈外腹斜筋〉
　両側同時：体幹屈曲
　片側のみ：体幹同側方向への側屈
　　　　　　体幹反対側方向への回旋
〈内腹斜筋〉
　両側同時：体幹屈曲
　片側のみ：体幹同側方向への側屈
　　　　　　体幹同側方向への回旋

SIDE MEMO 腰部の関節・骨の連結

①寛骨結合：骨結合
②恥骨結合：線維軟骨結合
③仙腸関節：半関節

SIDE MEMO 腰部の運動に関与する筋

〈屈曲〉
　腹直筋，外腹斜筋，内腹斜筋
〈伸展〉
　脊柱起立筋，横突棘筋
〈側屈〉
　外腹斜筋，内腹斜筋，腰方形筋，脊柱起立筋，横突棘筋群
〈同側回旋〉
　内腹斜筋，脊柱起立筋
〈反対側回旋〉
　横突棘筋群，外腹斜筋

4　体幹の運動学

5　腰椎・骨盤の運動学

第5章
姿勢

1. 重心と重心線 ・・・・・・・・・・・・・・・・・・ 148
2. 立位姿勢と姿勢保持 ・・・・・・・・・・・・ 150

1 重心と重心線

1 重心

重心：地球の中心に向かって物体を引っ張る力が作用する点.
重心線：重心から地球の中心に向かう仮想の直線.

2 重心の位置

- 成人においては骨盤内で，仙骨のやや前方で第2仙椎の高さ
- 男性……底面より身長の約56%の高さ
  女性……底面より身長の約55%の高さ
  小児より成人の方が重心位置が低い

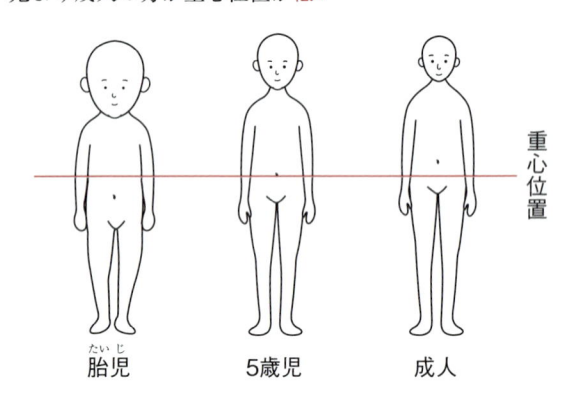

胎児　　5歳児　　成人

重心位置

SIDE MEMO 重心線

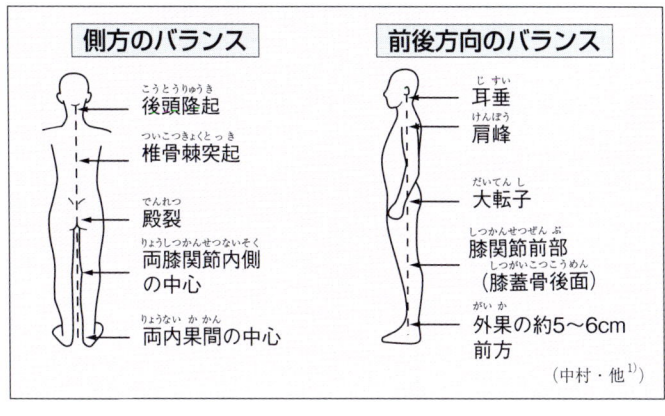

側方のバランス
- 後頭隆起
- 椎骨棘突起
- 殿裂
- 両膝関節内側の中心
- 両内果間の中心

前後方向のバランス
- 耳垂
- 肩峰
- 大転子
- 膝関節前部（膝蓋骨後面）
- 外果の約5～6cm前方

(中村・他[1])

3 立位姿勢の安定のための影響因子

- **重心の位置**：重心の位置が低いほど安定性がよい．
- **支持基底面の広さ**：身体を支持する面が広いほど安定性がよい．
- **支持基底面と重心線の関係**：重心線が支持基底面の中心に近いほど安定性がよい．
- **質量**：質量が大きいほど安定性がよい．
- **摩擦**：身体と床面の摩擦係数が大きいほど安定性がよい．
- **分節性**：分節構造物より単一構造物の方が安定性がよい．
- **心理的要因**：視覚を遮断すると視覚フィードバックが障害され，不安定になる．
- **生理的要因**：立位では，重力に対抗して活動する抗重力筋が作用するほか，姿勢反射などが関与する．

2 立位姿勢と姿勢保持

1 立位保持に必要な筋（抗重力筋）

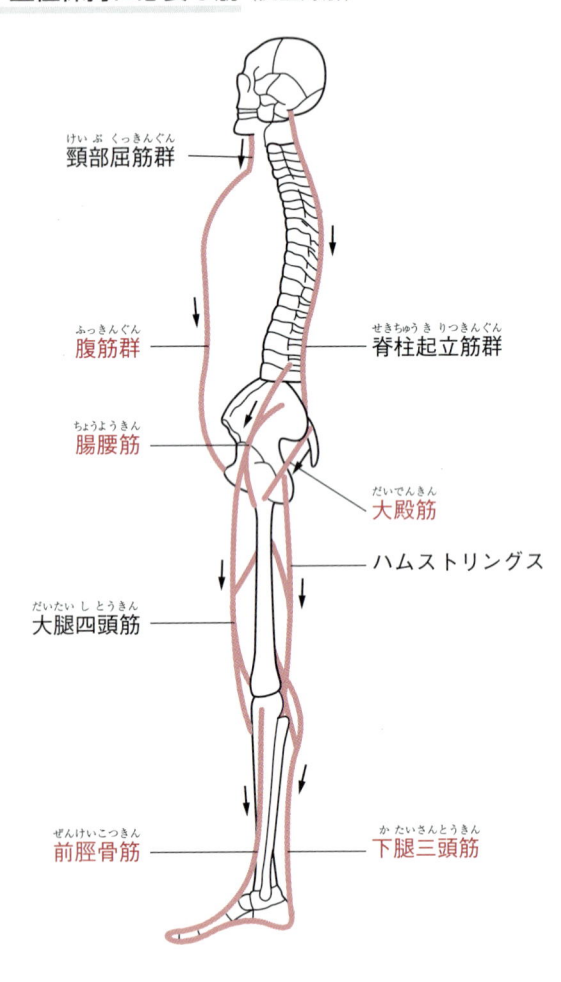

- 頸部屈筋群
- 腹筋群
- 脊柱起立筋群
- 腸腰筋
- 大殿筋
- ハムストリングス
- 大腿四頭筋
- 前脛骨筋
- 下腿三頭筋

SIDE MEMO 抗重力筋

> 重力に対抗して姿勢を保持するために働く筋群.
>
> 〈頸部屈筋群〉
> 　胸鎖乳突筋, 椎前筋群, 舌骨筋群, 斜角筋群
>
> 〈腹筋群〉
> 　腹直筋, 内・外腹斜筋, 腹横筋
>
> 〈脊柱起立筋群〉
> 　頭最長筋, 頸最長筋, 胸最長筋, 頸棘筋, 胸棘筋, 腸肋筋
>
> 〈ハムストリングス〉
> 　大腿二頭筋, 半腱様筋, 半膜様筋
>
> 〈大腿四頭筋〉
> 　大腿直筋, 内側広筋, 外側広筋, 中間広筋
>
> 〈下腿三頭筋〉
> 　腓腹筋, ヒラメ筋

2 重心動揺

- 身体は足関節を支点として逆振り子様運動を行う. 平常の場合, 立位では頭部と重心はわずかであるがたえず動揺している.
- 成人の重心動揺の平均速度は0.7～0.9cm/sec.
- 重心動揺面積は20歳代で最小となり, 70歳以上で著しく大きくなる.
- 閉眼により重心動揺が増大し, 重心の前方移動が起こる. これは, 眼からの立ち直り反射が欠如するためである.

SIDE MEMO 重心動揺

> 立位での重心線は支持基底の中に落下し, その位置は時間とともにわずかずつ変化している. この重心線の変位を重心動揺という.

3 姿勢の型

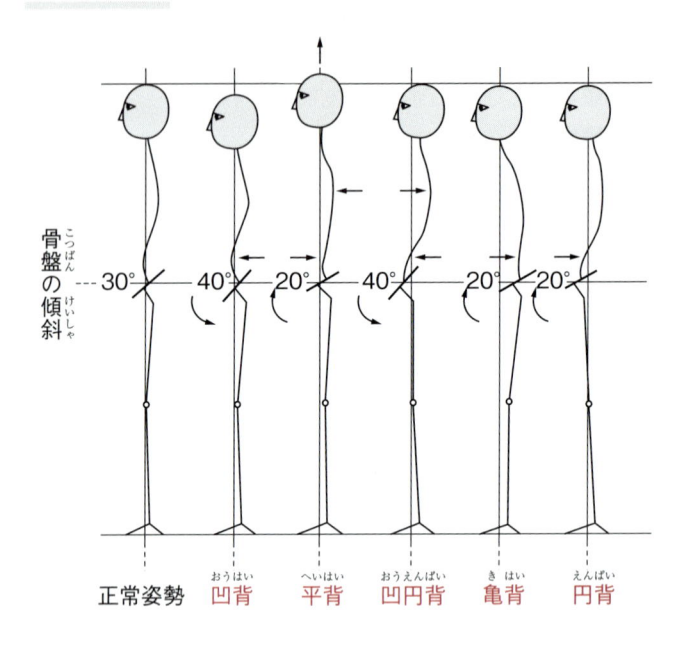

骨盤の傾斜

| 30° | 40° | 20° | 40° | 20° | 20° |

正常姿勢　凹背　平背　凹円背　亀背　円背

SIDE MEMO　姿勢バランスの保持

姿勢バランスの保持のためには，抗重力筋の働きの他に，伸張反射，交差性伸展反射，緊張性迷路反射，緊張性頸反射，立ち直り反射など，多くの反射の働きが不可欠である．

SIDE MEMO　骨盤の傾斜

後上腸骨棘と恥骨結合を結ぶ線と水平面のなす角度をいう．正常約30°である．

第6章
歩行

1. 歩行周期 ・・・・・・・・・・・・・・・・・・・・・・・・・154
2. 運動学的歩行分析 ・・・・・・・・・・・・・156
3. 運動力学的歩行分析 ・・・・・・・・・・・158
4. 歩行時筋活動 ・・・・・・・・・・・・・・・・・・・・・160
5. 小児の歩行 ・・・・・・・・・・・・・・・・・・・・・・・162
6. 走行 ・・・・・・・・・・・・・・・・・・・・・・・・・・・・・・163
7. 異常歩行 ・・・・・・・・・・・・・・・・・・・・・・・・・165

1 歩行周期

1 歩行周期

a. 一歩 (step)：踵接地から次の他側踵接地までの動作.
b. 歩幅 (step length)：一歩の距離.
c. 重複歩 (stride)：踵接地から再び同側踵接地までの動作.

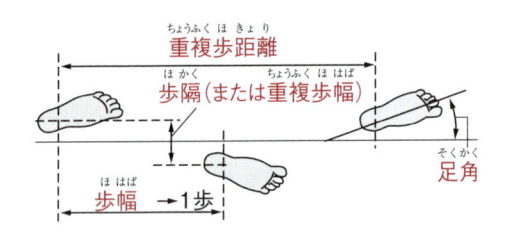

（図：重複歩距離、歩隔（または重複歩幅）、足角、歩幅→1歩）

d. 歩行率：ケイデンス (cadence) のこと．単位時間内の歩数．
　　　　　身長（下肢長），年齢，性別により異なる．
e. 重複歩距離：自由速度歩行の場合→身長の約80〜90%
　　　　　　　速い速度歩行の場合→身長の約100〜110%
f. 歩行速度：小児，老人は成人より遅い．
g. 歩行周期：重複歩の一連の動作で立脚期ならびに遊脚期に分けられる．

1) 立脚相：(stance phase) 足底のいずれかが接地している相で1歩行周期の約60%を占める.

- 踵接地 (heel strike)：踵が地面に接する時期
- 足底接地 (foot flat)：足底全体が接地する時期
- 立脚中期 (mid stance)：体幹の直下で足底全体が接地する時期
- 踵離地 (heel off)：踵が地面から離れる時期
- 足指（足尖）離地 (toe off)：足指が地面から離れる時期

2) 遊脚相(ゆうきゃくそう)(swing phase)：足底が地面から離れている相で，1歩行周期の40%を占める．
   ・加速期(かそくき)(acceleration)：脚が体幹の後方にある時期
   ・遊脚中期(ゆうきゃくちゅうき)(midswing)：脚が体幹の直下にある時期
   ・減速期(げんそくき)(deceleration)：脚が体幹の前方に振り出されている時期
3) 1脚支持期：1側の脚で支持する時期（遊脚期の対側の脚）．
   ・両脚支持期(りょうきゃくしじき)：両脚とも立脚期にある時期．1歩行周期に各10%ずつの2回ある．

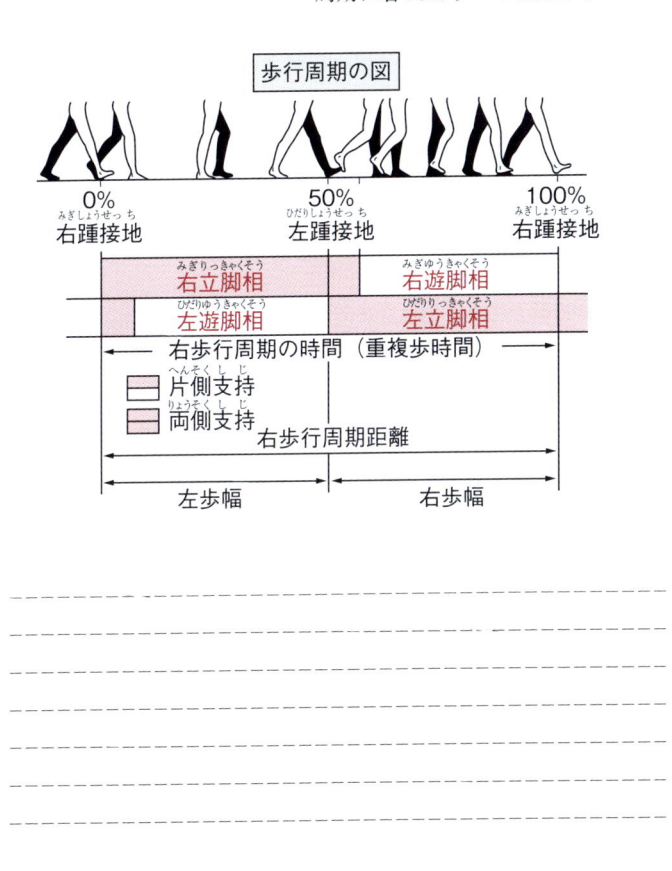

歩行周期の図

| 0% | 50% | 100% |
| 右踵接地 | 左踵接地 | 右踵接地 |

右立脚相 / 右遊脚相
左遊脚相 / 左立脚相

右歩行周期の時間（重複歩時間）

□ 片側支持
■ 両側支持

右歩行周期距離

左歩幅 / 右歩幅

2 運動学的歩行分析

1 重心移動

- 重心点：正中線上，身長に対して床から約 55% の高さにあり，仙骨前方 2.5 cm の位置．
- 歩行により重心点の移動軌跡：上下左右方向へ正弦曲線を描く．
- 上下移動：振幅約 4.5 cm，立脚中期に最高位，踵接地期に最低位．
- 左右移動：振幅約 3 cm，立脚中期が左右移動の限界．

2 体幹・下肢の動き

a. 股関節：1 歩行周期中，屈伸を各 1 回ずつ
b. 膝関節：1 歩行周期中，屈伸を各 2 回ずつ
c. 足関節：1 歩行周期中，屈伸を各 2 回ずつ
d. 体幹：体幹上部と下部は逆方向の回旋運動
e. 下肢骨軸の内旋運動の出現：遊脚期～立脚初期
f. 下肢骨軸の外旋運動の出現：立脚初期～遊脚期

3 歩行の決定要因

a. 骨盤の回旋：垂直軸・水平面において回旋運動が出現する．
  - 内旋→立脚期初期で最大
  - 外旋→遊脚期初期で最大

  片側 4°，両側 8° の回旋

b. 骨盤傾斜：遊脚側の骨盤は，前額面上で水平位より約 5° 下方に傾く．立脚中期で最も大きく傾斜する．
c. 二重膝作用：膝関節の伸展-屈曲-伸展-屈曲の変化．踵接地時の衝撃防止，重心の垂直移動の振幅減少に役立つ．

d. 足関節と膝関節の関連機構

膝伸展時……足背屈
膝屈曲時……足底屈 　→　重心点の垂直方向移動の振幅減少に役立つ．

e. 骨盤の側方移動：3cmの側方移動

- 股関節が垂直軸に対して内転位，大腿骨と脛骨が生理的外反位であることから，重心の側方移動の振幅は少なくて済む．

f. 歩行時の上肢運動

- 自然歩行時には前方に20°，後方に9°の腕の振りが出現する．
- 前方への振り：肩の内旋筋群[大胸筋，広背筋上部，肩甲下筋]
- 後方への振り：肩の伸筋群[三角筋後部，大円筋，広背筋上部]
- 腕振り機能：体幹回旋に対抗する働き

SIDE MEMO　運動学的歩行分析

力の概念ではなく，歩行のパターン，歩行そのものを解析すること．

SIDE MEMO　運動学的歩行分析方法

①写真撮影法　　　　　⑤ビデオテープレコーダー
②映画撮影法　　　　　⑥バゾグラフ
③クロノサイクログラフ　⑦電気角度計
④ストロボスコープ　　　など

3 運動力学的歩行分析

1 床反力

床反力：足底が床を圧する力と同等の力が床から反力として働くこと．
運動の第3法則（作用・反作用の法則）．

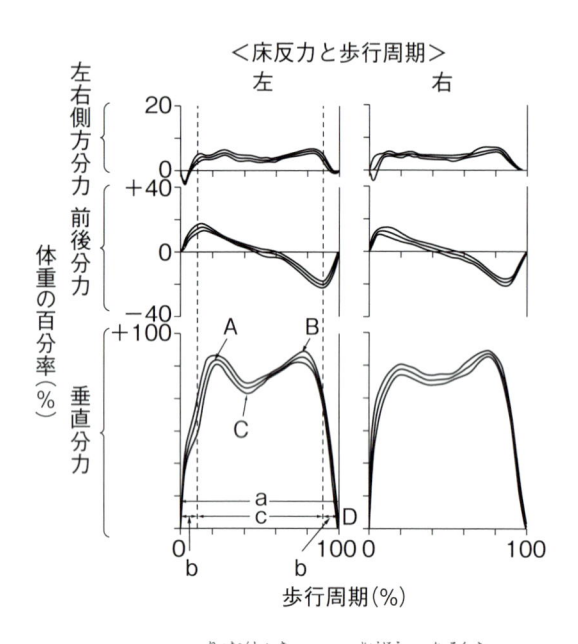

＜床反力と歩行周期＞

A = 第1ピーク：立脚初期身体の上方に加速期
B = 第2ピーク：立脚後期身体の下方に減速期
C = 重心の加速度が上向き減速期
D = 重心の位置が最も低い
a = 立脚期
b = 両脚支持期
c = 対側遊脚期

SIDE MEMO　運動力学的歩行分析

歩行と力との関連から歩行を解析することを運動力学的歩行分析という．以下の測定がある．
① 床反力測定
② 足底圧痕測定
③ 加速度測定
④ 積分筋電図解析

〈左右側方への分力〉

　（＋）：内側方向への力　　（－）：外側方向への力

一側立脚相では内向きに働く．

〈前後分力〉

　（＋）：後方向への力　　（－）：前方向への力

踵接地で後方への力が働き，一側立脚相で最大となる．その後，後方への力が減少し，立脚中期から前方への力が働くようになる．

〈垂直分力〉

　（＋）：上方向への力

立脚相で上方へ働く力に2つのピーク期がある．第1ピーク期は立脚初期，第2ピーク期は立脚後期である．

4 歩行時筋活動

1 歩行時筋活動の特徴

a. 歩行周期からみた筋活動

〈全歩行周期を通して活動する筋〉
　脊柱起立筋群，前脛骨筋
〈立脚期前半に活動する筋〉
　大殿筋，中殿筋，大腿四頭筋，ハムストリングス，前脛骨筋などの足関節背屈筋群など
〈立脚期後半に活動する筋〉
　腓腹筋，ヒラメ筋，後脛骨筋，長母指屈筋，腓骨筋群など
〈遊脚期前半に活動する筋〉
　腸腰筋，股内転筋群など
〈遊脚期後半に活動する筋〉
　大腿四頭筋，ハムストリングスなど
〈遊脚期全般に活動する筋〉
　前脛骨筋，長指伸筋，長母指伸筋など

b. 機能面からみた主な筋活動

- 股関節外転筋群：特に立脚初期に骨盤の安定に関与．
- 股関節内転筋群：特に立脚初期に外転筋と共同して骨盤の安定性に関与．
- 股関節伸展筋群：遊脚後期の減速に関与．また同時に立脚初期における骨盤の下降を予防．
- 大腿四頭筋：立脚初期の踵接地から立脚中期の膝折れの予防に関与．
- ハムストリングス：遊脚後期の減速に関与．また同時に大腿四頭筋とともに膝折れの予防に関与．
- 前脛骨筋：遊脚期全般にわたり足関節背屈位保持に関与．また同時に踵接地時における足関節の固定に関与．
- 下腿三頭筋：立脚期全般であるが，特に立脚後期における蹴り出しに関与．

- 脊柱起立筋群：歩行周期全般にわたり活動し，体幹の前屈予防に関与．

c. 歩行時の下肢筋群の活動時期と活動量

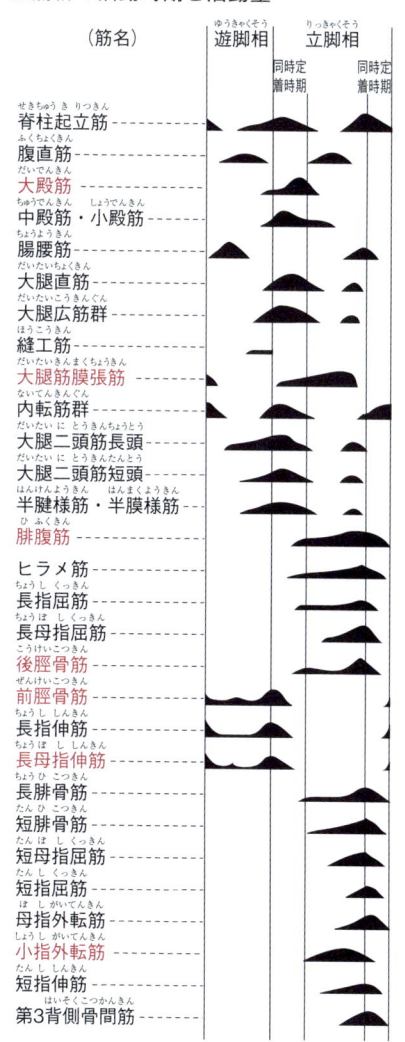

（筋名）	遊脚相	立脚相
		同時定着時期 / 同時定着時期

脊柱起立筋
腹直筋
大殿筋
中殿筋・小殿筋
腸腰筋
大腿直筋
大腿広筋群
縫工筋
大腿筋膜張筋
内転筋群
大腿二頭筋長頭
大腿二頭筋短頭
半腱様筋・半膜様筋
腓腹筋
ヒラメ筋
長指屈筋
長母指屈筋
後脛骨筋
前脛骨筋
長指伸筋
長母指伸筋
長腓骨筋
短腓骨筋
短母指屈筋
短指屈筋
母指外転筋
小指外転筋
短指伸筋
第3背側骨間筋

4 歩行時筋活動

5 小児の歩行

1 小児の起立・歩行の発達段階

1～2ヵ月：初期起立，自律歩行
3ヵ月：初期起立，自律歩行の消失
5ヵ月：体幹支持により足底で体重支持
6ヵ月：体幹支持によりその場で足踏み
8ヵ月：つかまり立ち
11ヵ月：つかまり歩き
12ヵ月：処女歩行
18ヵ月：転倒せず歩行
24ヵ月：転倒せず走行．歩行時の踵接地開始
36ヵ月：片足立ち可能
6歳：成人型歩行

※発達段階には個人差がある．処女歩行が24ヵ月以後の場合もある．発達過程の動作遂行の順番は個人差なく，おおむね一定である．

2 小児歩行の特徴

下肢：足底接地，遊脚期外転位，両踵間距離を大きくとることで，広い支持基底面の形成，重心が高いことにより不安定
上肢：肘屈曲位，肩外転位，上肢の振り運動少ない

SIDE MEMO 自律歩行

初期起立の姿勢で体を前傾させると，あたかも歩行しているかのように交互に足を踏み出すこと．

6 走行

1 走行と歩行の比較

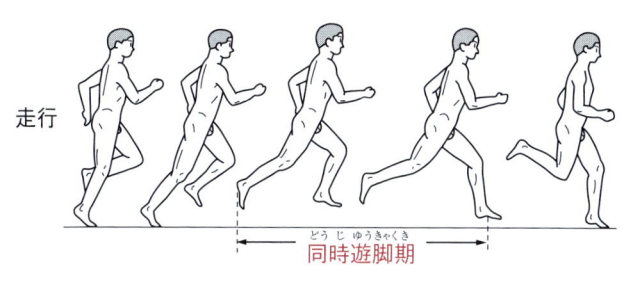

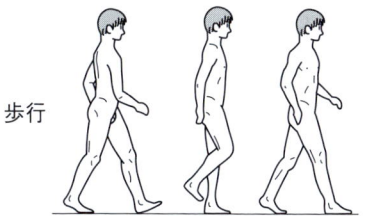

走行

同時遊脚期

歩行

	走　行	歩　行
両脚同時定着期	無	有
両脚同時遊脚期	有	無
立脚期の支持・加速・減速	支持・加速	支持・加速・減速
接地	母指球または小指球接地	踵接地
接地時の衝撃	大：衝撃緩和のため膝屈曲大	小
身体前傾角度	大	小

膝屈曲角度	大	小
肘屈曲角度	大	小
スタート時のエネルギー	大	小
地面との摩擦	大	小

SIDE MEMO 走行

歩行速度を速めること．
同時定着時期が消失し，同時遊脚期が出現する．

SIDE MEMO 走行時の接地

〈ゆっくりした走行〉
　母指球接地　→　踵接地

〈かなり遅い走行〉
　踵接地　→　足底全面接地

〈速い走行〉
　母指球接地　→　母指球蹴り出し

〈かなり遅い走行〉
　小指球接地　→　母指球蹴り出し

7 異常歩行

1 異常歩行の分析（評価時の着眼点）

a. 一般所見
- 運動の対称性
- 運動の円滑性
- 腕の振り
- 体幹の傾き
- 体の上下運動 など

b. 特殊所見
- 頭部や肩の位置
- 骨盤の傾き
- 股関節・膝関節の可動域や変形・拘縮
- 足関節の動き
- 立脚期や遊脚期の足部の状態
- 疲労の有無
- 疼痛の有無

2 疾患・障害別異常歩行

a. 運動器疾患における異常歩行

疾患・障害	異常歩行
3cm以上の脚長差	立脚相のつま先立ち歩行
股関節屈曲拘縮	腰椎前弯，拘縮側の足部が常に健側の足部より前方に位置する
膝関節伸展拘縮	遊脚相での患側分廻し歩行または外転歩行，のびあがり歩行
足関節尖足変形	遊脚相での鶏状歩行，のびあがり歩行　立脚相でのつま先接地，反張膝歩行
足関節踵足変形	足尖離地なし，蹴り出しなし

膝関節の不安定	反張膝歩行

b. 疼痛性疾患における異常歩行

腰背痛	両側性	体幹前屈位，歩行速度が遅い
	一側性	前屈，側屈位
股関節痛		立脚相での患側の肩が下がる
膝関節痛		膝屈曲位，患側つま先歩き
腰部脊柱管狭窄症		間欠性跛行

c. 神経・筋疾患における異常歩行

痙性片麻痺，ヒステリー性片麻痺	草刈り歩行，円書き歩行，反張膝歩行，分廻し歩行
痙性対麻痺，痙直型脳性麻痺，ヒステリー性対麻痺，筋ジストロフィー症	尖足歩行，アヒル歩行，はさみ脚歩行
パーキンソン症候群	前屈姿勢，小刻み歩行，加速歩行，突進歩行
小脳性障害，前庭迷路系障害	酩酊歩行，よろめき歩行
脊髄性失調症，フリードライヒ病	失調性歩行，踵打ち歩行
弛緩性対麻痺，坐骨神経麻痺，シャルコー・マリートゥース病	馬脚歩行，鶏状歩行
中殿筋麻痺	トレンデレンブルグ歩行（両側性：モンローウォーク，アヒル歩行）
大腿四頭筋筋力低下	反張膝歩行

SIDE MEMO 酩酊歩行

酒に酔ったときのようにふらついて一直線上を歩けないような歩行．

SIDE MEMO 小刻み歩行

歩幅が小さく，足底が地面をこするような歩行．

SIDE MEMO 突進歩行

体の重心の移動に下肢が後からついていくような現象で，重心方向に歩き続け歩行を止められなくなったり，方向転換ができなくなったりする歩行．

SIDE MEMO 分廻し歩行

遊脚側下肢の振り出し時に外側に円を描くような歩行．

SIDE MEMO 鶏状歩行（steppage gait）

まるで鶏が歩くような形をとる．遊脚期に膝を高く上げ，つま先から接地する歩行．

SIDE MEMO 反張膝歩行

正常な膝関節の最大伸展位を0°とすると，それ以上の過伸展位での歩行．

SIDE MEMO 失調性歩行

下肢の深部表在感覚低下・脱失のため，立位歩行のバランスが悪い状態である．ゆえに，ワイドベースにして床にしっかりと足を踏みしめて視覚や上肢で確認しながら歩行しようとする．

SIDE MEMO　間欠性跛行

歩行中に下肢のしびれ，脱力，疼痛のために歩行パターンやリズムが崩れて歩行困難となるが，しばらく休息するとまた歩行が可能となること．椎間板ヘルニアや脊柱管狭窄症，閉塞性動脈硬化症などで起こる．

SIDE MEMO　踵打ち歩行

踵接地時に踵を地面に打ちつけるような歩行．

SIDE MEMO　トレンデレンブルグ歩行

患肢による片足立ちの際，遊脚側の骨盤が下降することにより腰や上体を左右に振る歩行．

SIDE MEMO　アヒル歩行（動揺性歩行）

アヒルが歩いているように，殿部を左右に振りながら腰椎の前弯増強が加わった歩行．中殿筋，小殿筋の筋力低下や両股関節脱臼で起こる（両側性のトレンデレンブルグ歩行）．

SIDE MEMO　はさみ脚歩行

両下肢の緊張が高く，つっぱった状態で両下肢を膝部で交差させた状態での歩行．

SIDE MEMO　草刈り歩行

下肢の動きがまるで草刈り鎌で草を刈るようなパターンをとる歩行．

SIDE MEMO　円書き歩行

下肢で円を描くように回しながら歩行する．

3 異常歩行の例

a. デュシェンヌ型筋ジストロフィー症の立位ポジション

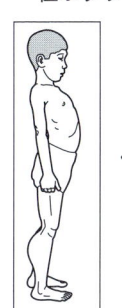

・腰椎の前弯
股関節屈曲位，
上肢後方位，
体幹反張位
にて歩行

b. デュシェンヌ型筋ジストロフィー症患者の歩行

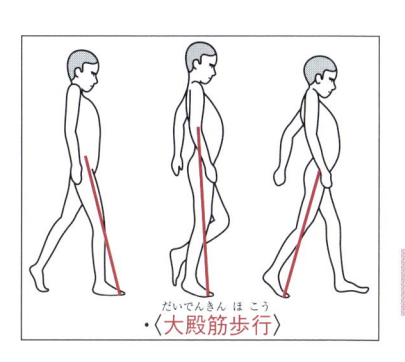

・〈大殿筋歩行〉

c. 脳卒中片麻痺歩行

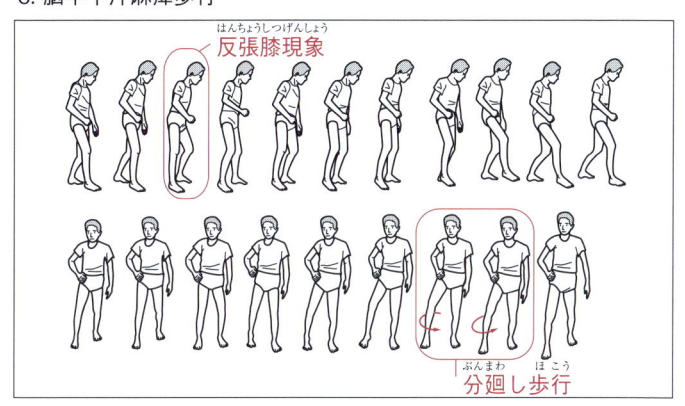

反張膝現象

分廻し歩行

- マン・ウェルニッケの肢位
- 立脚期反張膝
- 遊脚期分廻し歩行

（肩甲帯後退，肩外転，肘屈曲，手部掌屈，
手指屈曲，骨盤後退，股屈曲・外転・外旋，
足部内反尖足，足指屈曲）

d. 末梢神経麻痺における異常歩行

- 膝のもち上げ
- 足部背屈状態
- 足部の下垂
- 踵接地踵離地

〈鶏状歩行〉　〈踵打ち歩行〉

e. 中殿筋筋力低下時の異常歩行

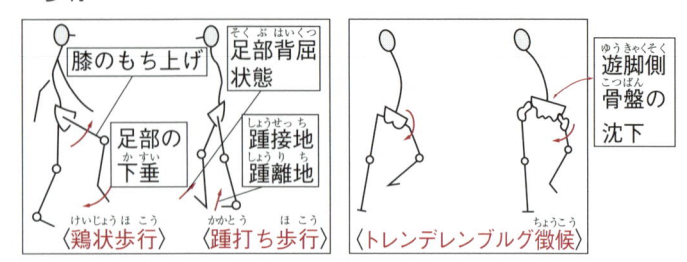

- 遊脚側骨盤の沈下

〈トレンデレンブルグ徴候〉

f. 痙性両麻痺(脳性麻痺)の異常歩行

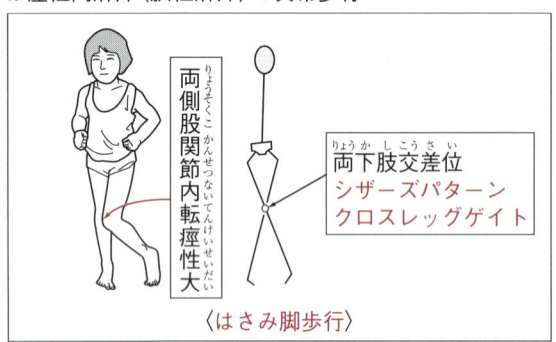

- 両側股関節内転痙性大
- 両下肢交差位
- シザーズパターン
- クロスレッグゲイト

〈はさみ脚歩行〉

g. 大腿四頭筋, 大殿筋両方の筋力低下の異常歩行

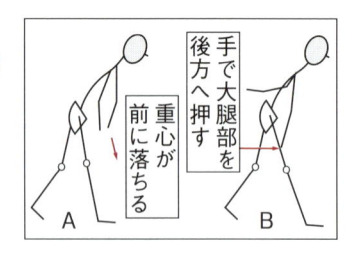

- 手で大腿部を後方へ押す
- 重心が前に落ちる

A　B

第6章 歩行

第7章
運動学習

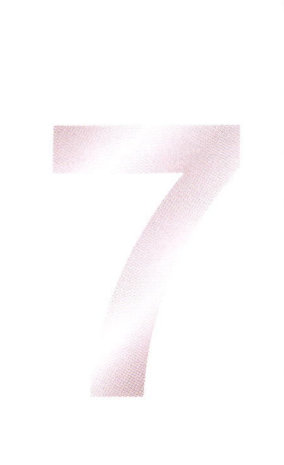

1. 運動学習 ……………………… 172

1 運動学習

1 学習の定義

学習：運動は新しい情報を獲得（記憶）し，これに基づいて行動を変えることができる．この過程を学習という．

2 学習の種類

a. 運動学習：運動技能の獲得
b. 認知学習：知覚経験の再生，および知識の獲得

3 運動学習

- 訓練や練習を通じて感覚運動系の協調性が向上し，スピード，安定性，効率などが高まること．
- 一定レベルの技能の維持のため，反復練習のように強化が必要．

4 運動技能

a. 運動技能：ある目的を達成するための運動の効率性．
b. 運動技能の4要素（または5要素）

　①フォーム ─┐
　②正確さ　　│
　③速さ　　　├ 運動技能の4要素 ┐
　④適応性　─┘　　　　　　　　　├ 運動技能の5要素
　⑤恒常性を加える場合もある．─┘

c. 運動課題
- 粗大運動技能：全身を用いる動作→大筋運動
- 微細運動技能：細かな精密な動作→小筋運動

- **不連続課題**：運動に明確な始めと終わりがあるもの
  例）ゴルフスウィング
- **連続課題**：運動に明確な始めと終わりがないもの
  例）自転車の運転
- **自律課題**→運動の開始，速さを自己決定可能な課題
  例）ボーリング，ゴルフ
- **他律課題**→対象にあわせる課題
  例）テニスなどのラリー

SIDE MEMO パフォーマンス

運動課題を成し遂げるときの観察可能な行動をパフォーマンスという．パフォーマンスは所要時間，距離，点数（スコア）などで表される．

SIDE MEMO 運動技能向上につれてパフォーマンスにみられる変化

①誤りの減少
②正確さの向上
③パフォーマンスの恒常性
④運動自由度の増加
⑤努力量の減少

SIDE MEMO 運動能力

運動技能が経験・訓練で変化するものに対して，運動能力は課題遂行に必要な個人の潜在的運動学習能力をいう．

5 条件づけ

- **古典的条件づけ**：パブロフが導入した概念．ある無関係刺激（例えば，ベルの音）を食物と一緒にイヌに何度も繰り返し与えると，次第にベルの音だけでイヌは唾液を分泌するようになる．このような学習課程のこと．

・オペラント条件づけ：ある反応（自発的運動）に引き続いて望ましい結果（報酬）が生じた場合，もとの反応の生起頻度が以後高まる学習過程．例としてスキナー箱がある．

SIDE MEMO　スキナー箱のネズミの実験

スキナーが行ったオペラント条件づけの実験．箱の中のネズミに「光がついたときにレバーを押す（道具的条件）とエサ（強化因子）が出る」という刺激を与えて学習させる．行動の結果が強化を伴う強化随伴性学習の実験である．

SIDE MEMO　クローズドスキル（closed skill）

- 「習慣的技能学習」を行う際に用いる「尺度」のこと．
- 学習すべき身体運動の目標パターンが設定されており，その目標パターンに近づくよう習慣化・固定化されるように，運動終了後に目標パターンへの到達度（結果）をフィードバックされる．これを繰り返しながら学習することを習慣的技能学習という．目的パターンへの到達度をフィードバックする際に用いる「尺度」をクローズドスキルという．
- 不連続課題のときに用いられる．

SIDE MEMO　オープンスキル（open skill）

- 「知覚的技能学習」を行う際に用いる「尺度」のこと．
- 学習すべき運動が時間的経過や状況とともに変化する場合，その変化する経過や状況を自分自身で知覚し，判断して運動内容を決定，修正して遂行する必要性がある．このような運動技能を学習することを「知覚的技能学習」という．この学習を行う際に知覚し，判断するための「尺度」をオープンスキルという．
- 連続課題のときに用いる．

6 運動技能学習の過程

Fittsは運動学習の過程を三相に区分した.

1. 初期相(認知相):運動技能を獲得するために,運動課題の目標を理解し,その目的を達成させるためにどのような運動が必要か,その運動をうまく行うためにはどうしたらよいかを知る過程.
2. 中間相(連合相):余計な運動が修正され,個々の運動が滑らかな協調運動となる過程.
3. 最終相(自動相):中間相の延長.無駄なく,速く,滑らかな動きになる.手続きは自動化され,言語は運動遂行に不要となる.

7 練習と訓練

a. 学習曲線:パフォーマンスの経時的変化のグラフ.
b. プラトー:練習を反復しても成績が向上しなくなったときのこと.
c. 動機づけ:パフォーマンスに対して動機づけと技能が相乗効果を示すこと(パフォーマンス=動機づけ×技能).
d. 逆U字曲線仮説:覚醒レベルが高すぎると逆にパフォーマンスが低下すること.

・注意集中,判断,細かい運動制御→覚醒レベルは中等度以下が適当.

・筋力,持久力,速さ→覚醒レベルは高い方がよい.

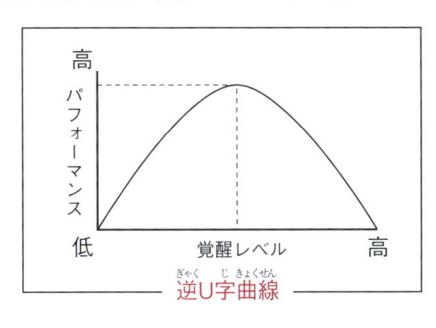

逆U字曲線

e. フィードバック：結果の情報を原因側に反映させること．学習，パフォーマンスの向上に役立つ．
f. 学習の転移：以前行った学習が後に行う学習に影響すること．
- 正の転移…前学習が後学習を促進すること．
- 負の転移…前学習が後学習を妨害すること．

SIDE MEMO 学習曲線

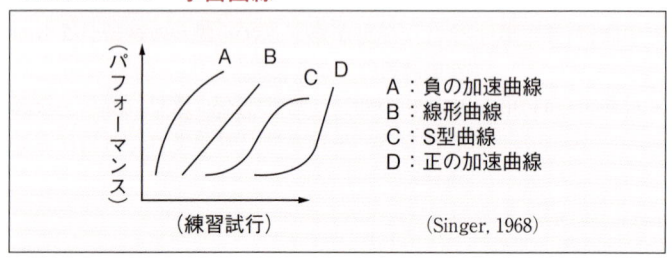

（パフォーマンス）／（練習試行）

- A：負の加速曲線
- B：線形曲線
- C：S型曲線
- D：正の加速曲線

(Singer, 1968)

SIDE MEMO プラトーのある学習曲線

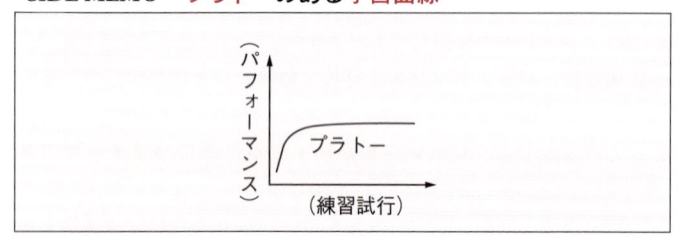

（パフォーマンス）／（練習試行）　プラトー

SIDE MEMO 動機づけの有無

同程度技能レベルの場合，動機づけの有無でパフォーマンスの上昇に差が出る．

SIDE MEMO 過剰学習

- 過剰訓練ともいい，一定の学習完成基準に達した後も訓練を反復させること．
- パフォーマンスレベルを維持するときに必要である．

付録
筋の作用と神経支配

筋の作用と神経支配

1 肩甲骨の動き

主動作筋	主な動作	神経支配	髄節
小胸筋	肩甲骨下制，下方回旋，外転	内側・外側胸神経	C6〜T1
前鋸筋	肩甲骨外転，上方回旋	長胸神経	C5〜8
僧帽筋：上部	肩甲骨挙上	副神経，頸神経叢筋枝	C2〜4
僧帽筋：中部	肩甲骨内転	副神経，頸神経叢筋枝	C2〜4
僧帽筋：下部	肩甲骨下制	副神経，頸神経叢筋枝	C2〜4
僧帽筋：全体	肩甲骨上方回旋，内転	副神経，頸神経叢筋枝	C2〜4
肩甲挙筋	肩甲骨挙上	肩甲背神経	C3〜5
菱形筋	肩甲骨挙上，内転，下方回旋	肩甲背神経	C4〜5

2 肩関節の動き

主動作筋	主な動作	神経支配	髄節
三角筋：前部	肩関節屈曲，水平屈曲	腋窩神経	C5〜6
三角筋：中部	肩関節外転	腋窩神経	C5〜6
三角筋：後部	肩関節伸展，水平伸展	腋窩神経	C5〜6
三角筋：全体	肩関節外転	腋窩神経	C5〜6
棘上筋	肩関節外転	肩甲上神経	C4〜6
大胸筋：鎖骨部	肩関節屈曲，水平屈曲	内側・外側胸筋神経（前胸神経）	C5〜Th1
大胸筋：胸腹部	肩関節内転，水平屈曲	内側・外側胸筋神経（前胸神経）	C5〜Th1
烏口腕筋	肩関節水平屈曲	筋皮神経	C6〜7
肩甲下筋	肩関節水平屈曲，内旋	肩甲下神経	C5〜7
広背筋	肩関節伸展，内転	胸背神経	C6〜8

大円筋	肩関節伸展，内転，内旋		肩甲下神経	C5～7
棘下筋	肩関節外旋，水平伸展		肩甲上神経	C4～6
小円筋	肩関節外旋		腋窩神経	C5～6

3 肘関節の動き

主動作筋	主な動作	他の動作	神経支配	髄節
上腕二頭筋	肘関節屈曲	前腕回外，肩の屈曲（短頭），外転（長頭）	筋皮神経	C5～6
上腕筋	肘関節屈曲		筋皮神経	C5～6
上腕三頭筋	肘関節伸展	肩の伸展（長頭）	橈骨神経	C6～Th1
肘筋	肘関節伸展	肘関節包の緊張	橈骨神経	C7～8
腕橈骨筋	肘関節屈曲	前腕回内，回外	橈骨神経	C5～6
円回内筋	前腕回内	肘関節屈曲	正中神経	C6～7
方形回内筋	前腕回内		正中神経	C7～Th1
回外筋	前腕回外		橈骨神経	C5～7

4 手関節の動き

主動作筋	主な動作	他の動作	神経支配	髄節
橈側手根屈筋	手関節掌屈，橈屈	前腕回内，肘関節屈曲	正中神経	C6～8
長掌筋	手関節掌屈	肘関節屈曲	正中神経	C6～Th1
尺側手根屈筋	手関節掌屈，尺屈	肘関節屈曲	尺骨神経	C7～Th1
長橈側手根伸筋	手関節背屈，橈屈	前腕回外，肘関節伸展	橈骨神経	C5～8
短橈側手根伸筋	手関節背屈，橈屈		橈骨神経	C5～8
尺側手根伸筋	手関節背屈，尺屈	前腕回外，肘関節伸展	橈骨神経	C6～8

5 手の指の動き

主動作筋	主な動作	他の動作	神経支配	髄節
浅指屈筋	第2〜5指 PIP・MP 屈曲	手関節掌屈	正中神経	C7〜Th1
深指屈筋	第2〜5指 DIP・PIP・MP 屈曲	手関節掌屈	正中神経, 尺骨神経	C7〜Th1 C7〜Th1
指伸筋	第2〜5指 PIP・DIP・MP 伸展	手関節背屈	橈骨神経	C6〜8
示指伸筋	第2指 PIP・DIP・MP 伸展	手関節背屈	橈骨神経	C6〜8
小指伸筋	第5指 PIP・DIP・MP 伸展	手関節背屈	橈骨神経	C6〜8
長母指屈筋	母指の IP・MP 屈曲	手関節掌屈	正中神経	C6〜Th1
長母指伸筋	母指の IP・MP 伸展,CM 橈側外転・掌側内転	手関節背屈	橈骨神経	C6〜8
短母指伸筋	母指の MP 伸展,CM 外転	手関節橈屈	橈骨神経	C6〜8
長母指外転筋	母指の CM 橈側外転	手関節橈屈 掌屈	橈骨神経	C6〜8
虫様筋(3筋)	第2〜5指 MP 屈曲 PIP・DIP 伸展		橈側2筋 →正中神経, 尺側2筋 →尺骨神経	C6〜Th1
掌側骨間筋(3筋)	第2・4・5指 MP 内転・屈曲 PIP・DIP 伸展		尺骨神経	C8〜Th1
背側骨間筋(4筋)	第2・4指 MP 外転・屈曲 第3指 MP 橈屈(または外転) 尺屈(または内転) 第2・3・4指 PIP・DIP 伸展		尺骨神経	C8〜Th1
小指外転筋	小指 MP 外転		尺骨神経	C7〜Th1
短小指屈筋	小指 MP 屈曲		尺骨神経	C7〜Th1
小指対立筋	小指対立		尺骨神経	C7〜Th1
短掌筋	手掌腱膜の緊張		尺骨神経	C7〜Th1

付録 筋の作用と神経支配

主動作筋	主な動作		神経支配	髄節
短母指屈筋	母指MP屈曲・内転		正中神経, 尺骨神経	C6〜7, C6〜Th1
短母指外転筋	母指CM掌側外転, MP屈曲, IP伸展		正中神経	C6〜Th1
母指対立筋	母指対立		正中神経	C6〜Th1
母指内転筋	母指CM内転, MP屈曲, IP伸展		尺骨神経（深枝）	C8〜Th1

6 股関節の動き

主動作筋	主な動作	他の動作	神経支配	髄節
腸腰筋	股関節屈曲	骨盤前傾	腰神経叢, 大腿神経	L1〜3 L2〜4
縫工筋	股関節屈曲・外転・外旋	膝関節屈曲, 下腿内旋	大腿神経	L2〜4
大腿直筋	股関節屈曲	膝関節伸展	大腿神経	L2〜4
恥骨筋	股関節屈曲・内転・外旋		閉鎖神経, 大腿神経	L2〜4 L2〜4
大腿筋膜張筋	股関節内旋・屈曲・外転	膝関節伸展	上殿神経	L4〜S1
大殿筋	股関節伸展・外旋		下殿神経	
大腿二頭筋	股関節伸展・外旋	膝関節屈曲, 下腿外旋	長頭：脛骨神経 短頭：腓骨神経	L5〜S3 L5〜S2
半腱様筋	股関節伸展	膝関節屈曲, 下腿内旋	脛骨神経	L4〜S2
半膜様筋	股関節伸展	膝関節屈曲, 下腿内旋	脛骨神経	L4〜S2
中殿筋	股関節外転		上殿神経	L4〜S1
小殿筋	股関節内旋・外転		上殿神経	L4〜S1
薄筋	股関節内転	膝関節屈曲, 下腿内旋	閉鎖神経	L2〜4
長内転筋	股関節内転		閉鎖神経	L2〜4
短内転筋	股関節内転		閉鎖神経	L2〜4

大内転筋	股関節内転		閉鎖神経, 坐骨神経	L2～4 L5～S1
深層外旋六筋※	股関節外旋		閉鎖神経, 仙骨神経叢	L3～4 L5～S1

※深層外旋六筋：内閉鎖筋, 外閉鎖筋, 上双子筋, 下双子筋, 大腿方形筋, 梨状筋

7 膝関節の動き

主動作筋		主な動作	他の動作	神経支配	髄節
大腿四頭筋	大腿直筋	膝関節伸展	股関節屈曲	大腿神経	L2～4
	外側広筋	膝関節伸展		大腿神経	L3～4
	中間広筋	膝関節伸展		大腿神経	L2～4
	内側広筋	膝関節伸展		大腿神経	L2～3
腓腹筋		膝関節屈曲	足関節底屈, 踵を挙上	脛骨神経	L5～S2
膝窩筋		膝関節屈曲, 内旋関節包を張る		脛骨神経	L4～S1
足底筋		下腿三頭筋の補助		脛骨神経	L4～S2

8 足関節の動き

主動作筋	主な動作	他の動作	神経支配	髄節
前脛骨筋	足関節背屈・内がえし, 下腿前傾		深腓骨神経	L4～S1
長母指伸筋	足関節背屈, 母指の伸展, 下腿前傾		深腓骨神経	L4～S1
長指伸筋	第2～5指伸展, 足関節背屈・外がえし, 下腿前傾		深腓骨神経	L4～S1
第3腓骨筋	足関節背屈・外転・外がえし		深腓骨神経	L4～S1
長腓骨筋	足関節底屈・外がえし		浅腓骨神経	L4～S1

主動作筋	主な動作		神経支配	髄節
短腓骨筋	足関節底屈・外がえし		浅腓骨神経	L4〜S1
腓腹筋	足関節底屈	膝関節の屈曲	脛骨神経	L5〜S2
ヒラメ筋	足関節底屈		脛骨神経	L5〜S2
足底筋	足関節底屈		脛骨神経	L4〜S1
後脛骨筋	足関節底屈・内転・内がえし		脛骨神経	L4〜S1
長指屈筋	第2〜5指屈曲,足関節底屈・内がえし		脛骨神経	L5〜S2
長母指屈筋	母指屈曲,足関節底屈・内がえし		脛骨神経	L5〜S2

9 足の指の動き

主動作筋	主な動作	神経支配	髄節
短母指伸筋	母指伸展	深腓骨神経	L4〜S1
短指伸筋	第2〜5指伸展	深腓骨神経	L4〜S1
母指外転筋	母指外転,屈曲	内側足底神経	L4〜S1
短母指屈筋	母指MP屈曲	内側足底神経,外側足底神経	L4〜S1
母指内転筋	母指内転,屈曲	外側足底神経	S1〜2
小指外転筋	小指外転・屈曲	外側足底神経	S1〜2
短小指屈筋	小指MP屈曲	外側足底神経	S1〜2
小指対立筋	小指内転・屈曲	外側足底神経	S1〜2
短指屈筋	第2〜5指PIP屈曲	内側足底神経	L4〜S1
足底方形筋	長指屈筋補助,指屈曲	外側足底神経	S1〜2
虫様筋	第2〜5指MP屈曲,PIP・DIP伸展	第1・2:内側足底神経 第3・4:外側足底神経	L4〜S1 S1〜2
底側骨間筋	足指MP内転・屈曲,PIP・DIP伸展	深腓骨神経,外側足底神経	S1〜2
背側骨間筋	足指の外転・屈曲,PIP・DIP伸展	深腓骨神経,外側足底神経	S1〜2

10 体幹の動き

主動作筋		主な動作	神経支配	髄節
腹直筋		体幹の前方屈曲	肋間神経	T6〜12
外腹斜筋		体幹の対側回旋, 同側側屈	肋間神経	Th5〜L1
内腹斜筋		体幹の同側回旋, 同側側屈	肋間神経, 腸骨下腹神経, 腸骨鼠径神経	Th7〜L1
脊柱起立筋	腸肋筋	体幹の後方伸展, 同側側屈, 同側回旋	脊髄神経後枝	C8, Th1〜12, L1
	最長筋	体幹の後方伸展, 同側側屈, 同側回旋	脊髄神経後枝	C1, Th1〜12, L5
	棘筋	体幹の後方伸展, 同側側屈, 同側回旋	脊髄神経枝	C2〜8, Th1〜12
腰方形筋		体幹の後方伸展, 骨盤引き上げ, 同側側屈	腰神経叢の枝	Th12, L3

11 骨盤の動き

主動作筋	主な動作	神経支配	髄節
腰方形筋	骨盤の引き上げ	腰神経叢の枝	Th12, L1〜3
腰腸肋筋	骨盤の引き上げ	脊髄神経後枝	Th12, L1〜3

文献

第1章　運動学総論
1) 中村隆一, 齋藤　宏：基礎運動学. 第5版, 医歯薬出版, 2002, p17, 表2-1.
2) 中村隆一, 齋藤　宏：基礎運動学. 第5版, 医歯薬出版, 2002, p18.
3) 中村隆一, 齋藤　宏：基礎運動学. 第5版, 医歯薬出版, 2002, p26, 図2-14.
4) 中村隆一, 齋藤　宏：基礎運動学. 第4版, 医歯薬出版, 1998, p32, 図2-19.
5) 中村隆一, 齋藤　宏：基礎運動学. 第5版, 医歯薬出版, 2002, p34, 図2-21.
6) 中村隆一, 齋藤　宏：基礎運動学. 第5版, 医歯薬出版, 2002, p34, 図2-22.
7) 中村隆一, 齋藤　宏：基礎運動学. 第5版, 医歯薬出版, 2002, p35. 図2-25.
8) 河野邦雄, 伊藤隆造, 堺　章：解剖学. 社団法人東洋療法学校協会編, 医歯薬出版, 1991, p18, 図2-3.
9) 杉　晴夫編著：人体機能生理学. 改訂第3版, 南江堂, 1997, p60, 図5-1.

第2章　上肢の運動学
1) 中村隆一, 齋藤　宏：基礎運動学. 第5版, 医歯薬出版, 2002, p192, 図4-12, 一部改変.
2) 中村隆一, 齋藤　宏：基礎運動学. 第5版, 医歯薬出版, 2002, p199, 図4-23, 一部改変.
3) 中村隆一, 齋藤　宏：基礎運動学. 第5版, 医歯薬出版, 2002, p201, 図4-25, 26.
4) 齋藤　宏編著, 後藤保正, 柳澤　健：リハビリテーション医学講座第3巻　運動学. 医歯薬出版, 1995, p62, 図5-26.
5) 齋藤　宏編著, 後藤保正, 柳澤　健：リハビリテーション医学講座第3巻　運動学. 医歯薬出版, 1995, p61, 図5-25.
6) 中村隆一, 齋藤　宏：基礎運動学. 第5版, 医歯薬出版, 2002, p202, 図4-27.
7) 齋藤　宏編著, 後藤保正, 柳澤　健：リハビリテーション医学講座第3巻　運動学. 医歯薬出版, 1995, p76, 図5-49.
8) 中村隆一, 齋藤　宏：基礎運動学. 第5版, 医歯薬出版, 2002, p208, 図4-35.
9) 中村隆一, 齋藤　宏：基礎運動学. 第5版, 医歯薬出版, 2002, p208, 図4-35.

第3章　下肢の運動学
1) 中村隆一, 齋藤　宏：基礎運動学. 第5版, 医歯薬出版, 2002, p231, 図4-68.
2) 中村隆一, 齋藤　宏：基礎運動学. 第5版, 医歯薬出版, 2002, p230, 図4-67.
3) 中村隆一, 齋藤　宏：基礎運動学. 第5版, 医歯薬出版, 2002, p233, 図4-70.
4) 中村隆一, 齋藤　宏：基礎運動

動学．第5版，医歯薬出版，2002, p233, 図4-71.
5) 河野邦雄, 伊藤隆造, 堺 章：解剖学．社団法人東洋療法学校協会編, 医歯薬出版, 1991, p56, 図2-52.
6) 中村隆一, 齋藤 宏：基礎運動学．第5版, 医歯薬出版, 2002, p240, 図4-81.
7) 中村隆一, 齋藤 宏：基礎運動学．第5版, 医歯薬出版, 2002, p237, 図4-75, p238, 図4-77.
8) 河野邦雄, 伊藤隆造, 堺 章：解剖学．社団法人東洋療法学校協会編, 医歯薬出版, 1991, p106, 図3-59.
9) 河野邦雄, 伊藤隆造, 堺 章：解剖学．社団法人東洋療法学校協会編, 医歯薬出版, 1991, p106, 図3-60.

第4章 体幹の運動学
1) 松村讓兒：イラスト解剖学．中外医学社, 1997, p30.
2) 中村隆一, 齋藤 宏：基礎運動学．第5版, 医歯薬出版, 2002, p250, 図4-97.
3) 中村隆一, 齋藤 宏：基礎運動学．第5版, 医歯薬出版, 2002, p251, 図4-99.
4) 中村隆一, 齋藤 宏：基礎運動学．第5版, 医歯薬出版, 2002, p251, 図4-101.
5) 中村隆一, 齋藤 宏：基礎運動学．第5版, 医歯薬出版, 2002, p254, 図4-104.
6) 中村隆一, 齋藤 宏：基礎運動学．第5版, 医歯薬出版, 2002, p259, 図4-111.
7) 中村隆一, 齋藤 宏：基礎運動学．第5版, 医歯薬出版, 2002, p260, 図4-112.
8) 中村隆一, 齋藤 宏：基礎運動学．第5版, 医歯薬出版, 2002, p260, 図4-113.

第5章 姿勢
1) 中村隆一, 齋藤 宏：基礎運動学．第5版, 医歯薬出版, 2002, p313, 図7-5.

第6章 歩行
1) 中村隆一, 齋藤 宏：基礎運動学．第5版, 医歯薬出版, 2002, p344, 図8-12.

参考図書
・運動生理学研究会編：PT・OT国家試験のための運動解剖生理学のまとめ．第3版, アイペック, 1999.
・荻島秀夫監訳, 嶋田智明訳：カパンディ関節の生理学隆．医歯薬出版, 1986.
・荻島秀夫監訳, 嶋田智明訳：カパンディ関節の生理学隆．医歯薬出版, 1988.
・荻島秀夫監訳, 嶋田智明訳：カパンディ関節の生理学隆．医歯薬出版, 1986.
・河野邦雄, 伊藤隆造, 堺 章：解剖学．社団法人東洋療法学校協会編, 医歯薬出版, 1991.
・齋藤 宏編著, 後藤保正, 柳澤 健：リハビリテーション医学講座第3巻 運動学．医歯薬出版, 1995.
・竹内修二：クイックマスター解剖生理学．医学芸術社, 1997.
・中村隆一, 齋藤 宏：基礎運動学．第5版, 医歯薬出版,

- 2002.
- 中村隆一, 齋藤 宏, 長崎 浩編：運動学実習 第2版, 医歯薬出版, 1989.
- 中村隆一, 齋藤 宏：臨床運動学 第3版, 医歯薬出版, 2002.
- 松村讓兒：イラスト解剖学. 中外医学社, 1997.
- 理学療法科学学会監修・丸山仁司編：運動学ワークブック. アイペック, 2000.
- 和才嘉昭, 嶋田智明：リハビリテーション医学全書5. 測定と評価 2版, 医歯薬出版, 1987.
- 渡辺正仁監修：理学療法士・作業療法士のための解剖学. 第2版, 廣川書店, 1995.
- Rene Cailliet著(荻島秀男訳)：手の痛みと機能障害. 原著第4版, 医歯薬出版, 1995.
- Rene Cailliet著(荻島秀男訳)：肩の痛み. 原著第3版, 医歯薬出版, 1992.
- Rene Cailliet著(荻島秀男訳)：腰痛症. 原著第5版, 医歯薬出版, 1996.
- Rene Cailliet著(荻島秀男訳)：足と足関節の痛み. 原著第3版, 医歯薬出版, 1998.
- Rene Cailliet著(荻島秀男訳)：頸と腕の痛み. 原著第3版, 医歯薬出版, 1992.
- Rene Cailliet著(荻島秀男訳)：膝の痛みと機能障害. 原著第3版, 医歯薬出版, 1993.

索引

あ
アクチン ································ 24
アヒル歩行 ··························· 168

い
1脚支持期 ··························· 155
異常歩行 ······························ 165
一般所見 ······························ 165
一歩 ····································· 154
陰部神経 ························ 91, 95
陰部大腿神経 ················· 91, 95

う
烏口肩峰靱帯 ···················· 50, 55
烏口鎖骨靱帯 ···················· 50, 55
烏口上腕靱帯 ···················· 50, 55
烏口突起 ··················· 38, 50, 55
烏口腕筋 ··························· 43, 57
内がえし ······························ 114
運動エネルギー ······················ 14
運動課題 ······························· 172
運動学習 ······························· 172
運動学的歩行分析 ················ 156
運動技能 ······························· 172
運動技能学習 ······················· 175
運動軸 ···································· 88
運動単位 ································ 32
運動能力 ······························· 173
運動方程式 ····························· 10
運動力学 ··································· 2
運動力学的歩行分析 ············ 159
運動量保存の法則 ················· 11

え
エルグ ······························· 3, 13
映画撮影法 ··························· 157
腋窩神経 ························ 40, 43, 47
腋窩動脈 ································ 41
円書き歩行 ··························· 168
円回内筋 ························ 46, 61

円
円錐靱帯 ··························· 50, 55
円錐靱帯結節 ························ 38
円背 ····································· 152
遠位指節間(DIP)関節 ······ 40, 63
遠位手根骨 ····························· 65
遠心性収縮 ····························· 27

お
オープンスキル ···················· 174
オトガイ筋 ··························· 134
オペラント条件づけ ············ 173
凹円背 ································· 152
凹背 ····································· 152
黄色靱帯 ······························· 137
横隔膜 ································· 141
横隔膜呼吸 ··························· 141
横束 ····································· 117
横足根関節 ················ 113, 115, 118
横突起 ································· 131
横突肋骨窩 ··························· 141

か
下位肋骨 ······························· 140
下角 ·· 38
下顎骨 ································· 133
下顎神経 ································ 47
下関節突起 ··························· 131
下肢骨 ···································· 84
下肢帯 ···································· 84
下伸筋支帯 ···················· 121, 124
下神経幹 ································ 40
下唇下制筋 ··························· 134
下垂手 ···································· 80
下制 ·· 53
下前腸骨棘 ···················· 84, 96
下双子筋 ································ 98
下腿骨 ···································· 86
下腿三頭筋 ············ 124, 150, 160
下椎切痕 ······························· 131
下殿神経 ································ 90

下殿動脈	90
下頭斜筋	138
下橈尺関節	63
下腓骨筋支帯	121, 124
下鼻甲介	133
下部頸椎	132
下方回旋	53
下肋骨窩	141
加速期	155
加速度	2, 7
可動性連結	23
架橋	25
過剰学習	176
顆間窩	85
顆間隆起	86
回外	61
回外筋	44
回旋筋	20
回旋筋腱板	55
回内	61
海綿質	21
解剖学的立位肢位	5
解剖軸	88
外果	86, 116, 124
外旋	57, 96
外側顆	85, 107
外側距踵靱帯	116
外側楔状骨	84, 120
外側広筋	92, 99, 111
外側手根側副靱帯	66
外側縦アーチ	118
外側上顆	39, 59, 85
外側神経束	40
外側前腕筋皮神経(後枝)	43
外側前腕皮神経(前枝)	43
外側前腕皮神経	47
外側足底神経	90, 95
外側足底動脈	90
外側足背皮神経	95
外側大腿皮神経	91, 95
外側半月	103, 106
外側半月板	106
外側腓腹皮神経	95
外側側副靱帯	59, 103, 108, 110
外側翼突筋	135
外側肋横突靱帯	141
外腸骨動脈	89, 91
外転	52, 57, 96
外反股	86, 97
外反膝	112
外腹斜筋	19, 144
外閉鎖筋	92
外肋間筋	142
踵→しょう	
踵打ち歩行	168, 170
学習	172
学習曲線	175
肩→けん	
肩関節	36, 55
活動張力	31
滑車	19
滑走説	25
滑膜	23, 96
滑膜性関節	37
滑膜性連結	23
間欠性跛行	168
寛骨	82, 84, 128
寛骨臼	85
寛骨臼横靱帯	96
寛骨結合	145
感覚運動系	172
感覚領野	43
慣性	11
慣性の法則	10
管状骨	37
関節円板	23, 49, 63
関節窩	55
関節角度	18
関節腔	23
関節周囲靱帯	23
関節上腕靱帯	50, 55
関節唇	23, 55, 96
関節内靱帯	23
関節軟骨	23
関節包	23, 55, 59, 96, 103
環軸関節	136
環椎	130, 136
環椎横突靱帯	136

環椎後頭関節 ································ 136
環椎十字靱帯 ································ 136
含気骨 ··· 22
眼神経 ··· 47
眼輪筋 ······································· 134
顔面筋 ······································· 134
顔面頭蓋 ···································· 134

き

キログラム重 ································· 12
キロワット ····································· 3
基節骨 ···················· 37, 40, 63, 87, 113
基本矢状面 ····································· 5
基本水平面 ····································· 5
基本前額面 ····································· 5
基本の肢位 ····································· 5
基本的立位肢位 ······························· 5
亀背 ·· 152
機能肢位 ······································ 77
拮抗筋 ··· 29
蛄骨筋 ··· 29
逆U字曲線仮説 ····························· 175
逆振り子様運動 ···························· 151
弓状動脈 ······································ 89
臼状関節 ······································ 96
休息肢位 ······································ 77
吸気筋 ······································· 142
求心性収縮 ··································· 27
球関節 ··· 61
挙上 ·· 52
距骨 ······················· 84, 87, 113, 120
距骨下関節 ························· 113, 115
距骨滑車 ···································· 113
距舟靱帯 ···································· 116
距踵舟関節 ································· 113
距腿関節 ···································· 115
共同筋 ··· 29
胸郭 ·································· 128, 140
胸郭横径 ···································· 140
胸郭呼吸運動 ······························ 140
胸郭縦径 ···································· 141
胸郭前後径 ································· 140
胸棘筋 ······································· 129
胸骨 ·································· 49, 128
胸骨関節面 ··································· 38
胸骨端 ··· 38
胸鎖関節 ······································ 49
胸鎖乳突筋 ································· 139
胸最長筋 ···································· 129
胸式呼吸 ···································· 141
胸椎 ···························· 128, 130, 132
胸椎椎間関節 ······························ 141
強縮 ·· 30
強制呼気 ···································· 142
頬筋 ·· 134
頬骨 ·· 133
棘下窩 ··· 38
棘下筋 ·································· 51, 55
棘間靱帯 ···························· 129, 137
棘上窩 ··· 38
棘上筋 ·································· 55, 58
棘上靱帯 ···························· 129, 137
棘突起 ······························· 131, 142
近位指節間（PIP）関節 ············· 40, 63
近位手根骨 ··································· 65
筋原線維束 ··································· 24
筋ジストロフィー症 ······················ 166
筋収縮 ··· 25
筋収縮力 ······································ 31
筋節 ·· 24
筋線維 ··· 24
筋線維束 ······································ 24
筋張力 ··· 31
筋肉 ·· 24
筋皮神経 ························· 40, 43, 47
緊張性運動単位 ····························· 33
緊張性頸反射 ······························ 152
緊張性収縮 ··································· 29
緊張性迷路反射 ··························· 152

く

クローズドスキル ························ 174
クロスレッグゲイト ····················· 170
クロノサイクログラフ ·················· 157
草刈り歩行 ································· 168
屈曲 ····························· 53, 57, 61, 96
屈筋腱 ··· 79
屈筋支帯 ································ 65, 73
訓練 ·· 175

け

ケイデンス	154
脛骨	82, 86, 100, 103, 107, 116
脛骨神経	90, 93, 100
脛骨神経支配筋	94
脛骨粗面	99
脛舟部	116
脛踵部	116
痙性片麻痺	166
痙性両麻痺	170
痙直型脳性麻痺	166
頸横神経	47
頸棘筋	129
頸最長筋	129
頸神経後枝	48
頸体角	86, 97
頸長筋	137
頸椎	130, 136
頸半棘筋	138
頸板状筋	138
頸部屈筋群	150
鶏状歩行	167, 170
結節間溝	39
楔間関節	113
楔舟関節	113
楔状骨	87, 113
楔立方関節	113
月状骨	40, 63
肩甲・胸郭関節	51
肩甲下窩	38
肩甲下筋	51, 55, 58
肩甲挙筋	53, 138
肩甲棘	38
肩甲骨	36, 51, 128
肩甲上腕関節	36
肩甲帯	36
肩鎖関節	50
肩鎖靱帯	50, 55
肩峰	38, 50, 55, 58
肩峰関節面	38
肩峰端	38
腱	24
腱交叉	75
減速期	155

こ

小刻み歩行	167
古典的条件づけ	173
呼気筋	142
固定筋	29
固有感覚領野	43
固有掌側指神経	41
固有掌側指動脈	42
股関節	82, 96, 156
股関節外転筋群	160
股関節屈曲拘縮	165
股関節伸展筋群	160
股関節痛	166
股関節内転筋群	160
股内転筋群	160
口角下制筋	134
口角挙筋	134
口輪筋	134
広背筋	57
交叉性伸展反射	152
抗重力筋	149, 151, 152
後外側帯	108
後距腓靱帯	116
後脛距部	116
後脛骨筋	94, 100, 122, 124, 160
後脛骨動脈	90, 91
後脛腓靱帯	116
後鎖骨上神経	48
後枝	92
後斜角筋	137
後十字靱帯	106, 110
後縦靱帯	129, 137
後上腕回旋動脈	42
後上腕皮神経	47
後神経束	40
後仙腸靱帯	143
後前腕皮神経	48
後大腿皮神経	91, 95
後頭骨	133
後頭隆起	149
恒常性	172
咬筋	134
鉤状突起	59
鉤突窩	39

索引

合力	8
剛体	15
骨	24
骨格筋	24
骨格筋線維	26
骨間距踵靱帯	116
骨間筋	74, 79
骨間筋腱	76
骨間筋腱膜	76
骨間膜	63
骨幹	21
骨結合	145
骨細胞	21
骨小腔	21
骨小柱	21
骨性連結	23
骨層板	21
骨端	21
骨盤	96, 143
骨盤傾斜	156
骨靱帯	84
骨膜	21
骨梁	21
転がり	104

さ

作用・反作用の法則	10
鎖骨	36, 49, 55, 128
鎖骨下筋	53
鎖骨下動脈	41
鎖骨間靱帯	49
鎖骨上神経	47
坐骨	84
坐骨棘	84
坐骨結節	83, 98, 101
坐骨枝	84
坐骨神経	90, 95, 99
坐骨神経麻痺	166
坐骨大腿靱帯	96, 143
猿手	80
三角筋	43, 51, 57
三角骨	40, 63
三角状靱帯	76
三叉神経	47

し

シザーズパターン	170
シャーピー線維	21
シャルコー・マリートゥース病	166
ショパール関節	113, 115, 118
ジュール	3, 13
支持基底面	149
支靱帯	76
支帯線維	79
仕事	13
仕事率	3, 13
矢状索	76
矢状水平軸	5
弛緩性対麻痺	166
姿勢	152
姿勢反射	149
姿勢保持	150
指(趾)骨	82, 87
指間靱帯	73
指腱鞘	73
指骨	36
指伸筋	44, 71, 79
指伸筋腱	76
指背腱膜	76
脂肪組織	96, 103
視床手	80
示指伸筋	44, 71
耳垂	149
自動回旋	104
自動相	175
自由下肢骨	84
自由上肢骨	37
自由落下の公式	11
自律課題	173
自律歩行	162
軸椎	130, 136
失調性歩行	167
膝横靱帯	106
膝窩筋	94, 111, 122
膝窩筋腱	103
膝窩動脈	89, 91
膝関節	82, 103, 156
膝関節伸展拘縮	165
膝関節前部	149

膝関節痛	166
膝蓋骨	82, 84, 99, 103, 107
膝蓋骨後面	149
膝蓋上包	103
膝蓋靱帯	99, 103, 110
膝蓋面	85
写真撮影法	157
尺骨	36, 39, 59, 63
尺骨茎状突起	39
尺骨神経	40, 45, 48
尺骨神経麻痺	80
尺骨動脈	41
尺側手根屈筋	45, 67
尺側手根伸筋	44, 67
尺側偏位	64
尺屈	67
車軸関節	61
手外来筋	46
手関節	36
手関節屈筋群	62
手関節伸筋群	62
手根間関節	63
手根管	65
手根骨	36
手根中央関節	63
手根中手(CM)関節	40, 63
手指骨	37
手掌腱膜	73
手内筋	46
手内在筋優位	80
舟状骨	40, 63, 84, 113, 120, 125
終伸腱	76
習慣的技能学習	174
雛眉筋	134
十字靱帯	107
重心	148
重心移動	156
重心線	148
重心点	156
重心動揺	151
重心動揺面積	151
重力	11
重力加速度	7, 11
重力による位置エネルギー	14
縦走線維	73
処女歩行	162
初期起立	162
小円筋	43, 55, 58
小胸筋	53, 54
小頬骨筋	134
小筋運動	172
小結節	39
小後頭神経	48
小後頭直筋	138
小坐骨切痕	84
小指外転筋	45, 125
小指外転筋腱	125
小指球筋膜	73
小指屈筋	45
小指伸筋	44, 71
小指対立筋	45
小転子	85, 96, 98
小脳性障害	166
小菱形筋	54
小菱形骨	40, 63, 65
笑筋	134
掌屈	67
掌側骨間筋	45, 69, 72
掌側尺骨手根靱帯	66
掌側手根靱帯	73
掌側橈骨手根靱帯	66
踵骨	84, 87, 113, 120
踵骨載距突起	125
踵骨枝	95
踵骨隆起	113, 125
踵接地	154
踵腓靱帯	116
踵離地	154
踵立方関節	113
踵立方靱帯	116
上位肋骨	140
上角	38
上顎骨	133
上顎神経	47
上関節突起	131, 141
上下径	141
上肩甲横靱帯	55
上後腸骨棘	84

上肢	36
上肢骨	37
上肢帯	36
上伸筋支帯	121
上神経幹	40
上唇挙筋	134
上唇鼻翼挙筋	134
上前腸骨棘	83, 99
上双子筋	98
上恥骨靱帯	143
上殿神経	90
上殿動脈	90
上殿皮神経	95
上頭斜筋	138
上橈尺関節	60
上腓骨靱帯	121, 124
上方回旋	52
上方傾斜	52
上肋横突靱帯	141
上肋骨窩	141
上腕靱帯	55
上腕筋	43, 58, 61
上腕骨	36, 39, 50, 59, 128
上腕骨滑車	39, 59
上腕骨小頭	39, 59
上腕骨体	55
上腕骨頭	39, 55
上腕三頭筋	58, 61
上腕三頭筋長頭	57
上腕深動脈	42
上腕動脈	41
上腕二頭筋(短頭)	43, 57
上腕二頭筋(長頭)	43, 50, 57
上腕二頭筋	44, 58, 61
上腕二頭筋腱膜下	41
上腕二頭筋長頭腱	55
条件づけ	173
伸筋腱	79
伸張反射	152
伸展	53, 57, 61, 96
神経根	136
神経支配比	32
深横中手靱帯	76
深横中足靱帯	118

深指屈筋	45, 65, 71
深指屈筋腱	72, 75
深膝蓋下包	103
深掌動脈弓	42
深腓骨神経	91, 95, 100
深腓骨神経支配筋	93
深部回旋筋群	20

す

スカラー量	8
スカルパ三角	83
スキナー	174
スキナー箱	174
ストロボスコープ	157
スプリング靱帯	118
垂直軸	5, 88
髄核	131, 136
滑り	104

せ

正確さ	172
正弦曲線	156
正作用	29
正常姿勢	152
正中神経	40, 46, 65
正中神経麻痺	80
生体力学	2
生理的外反	104
成人の骨の数	21
精密運動筋	32
静止性収縮	27
静止張力	31
静力学	2
脊髄	129
脊髄性失調症	166
脊柱	19, 128, 130
脊柱起立筋	129
脊柱起立筋群	150, 160
絶対筋力	31
仙棘靱帯	143
仙結節靱帯	143
仙骨	128, 130
仙骨神経叢	91
仙腸関節	143, 145

浅横中足靭帯	117
浅指屈筋	46, 65, 71
浅指屈筋腱	75
浅掌動脈弓	42
浅腓骨神経	91, 93, 95, 100
浅腓骨神経支配筋	93
線維性連結	23
線維軟骨結合	145
線維膜	23
線維輪	136
全張力	31
前額水平軸	5
前額面	5
前距腓靭帯	116
前鋸筋	51, 53
前胸鎖靭帯	49
前脛距部	116
前脛骨筋	93, 100, 121, 123, 150, 160
前脛骨筋腱	89, 91
前脛骨動脈	89, 91
前脛腓靭帯	116
前傾	52
前骨間神経	41
前骨間動脈	42
前枝	92
前斜角筋	137
前十字靭帯	103, 106, 110
前縦靭帯	129, 137, 143
前上腕回旋動脈	42
前仙腸靭帯	143
前庭迷路系障害	166
前頭筋	134
前頭骨	133
前頭直筋	137
前内側帯	108
前捻角	86, 97
前方脱臼	108

そ

咀嚼筋	135
粗大運動技能	172
鼠径靭帯	83, 89, 98, 144
走行	163
相動性運動単位	33
相動性収縮	29

僧帽筋	54
僧帽筋下部線維	53
僧帽筋上・下部線維	53
僧帽筋上部線維	53
僧帽筋中部線維	53
総骨間動脈	42
総腓骨神経	89, 93
足圧痕	118
足関節	82, 113, 115, 156
足関節踵足変形	165
足関節尖足変形	165
足関節背屈筋群	160
足弓	119
足根間関節	113
足根骨	82, 84
足根中足関節	113, 115, 118
足指(趾)骨	84
足指離地	154
足尖離地	154
足底筋	94, 111, 122
足底腱膜	117
足底靭帯	117
足底接地	154
足底方形筋	125
足背動脈	89, 91
速度	2, 7
速筋	33
側索	76
側帯	79
側頭筋	135
側頭骨	133
外がえし	114

た

ダイン	3
他律課題	173
立ち直り反射	151
多軸	96
多裂筋	20
体幹	19, 128, 156
体幹支持	162
体重支持	162
大円筋	57
大胸筋	57

大頬骨筋	134
大筋運動	172
大結節	39, 55
大後頭神経	48
大後頭直筋	138
大坐骨孔	93, 143
大坐骨切痕	84
大耳介神経	48
大腿回旋動脈	89
大腿筋	98
大腿筋膜張筋	98
大腿骨	82, 84, 96, 99, 103, 107, 128
大腿骨頚	85
大腿骨頭	85
大腿骨頭靱帯	96
大腿四頭筋	150, 160
大腿四頭筋腱	103
大腿四頭筋筋力低下	166
大腿神経	89, 91, 95
大腿深動脈	89
大腿深動脈貫通動脈	90
大腿直筋	92, 99, 111
大腿動脈	83, 89, 91
大腿二頭筋	99, 101, 111
大腿二頭筋短頭	93
大腿二頭筋長頭	94
大腿方形筋	98
大転子	83, 96, 101, 149
大殿筋	98, 150, 160
大殿筋歩行	169
大内転筋	92, 99
大菱形筋	54
大菱形骨	40, 63
第1のてこ	16
第一肋骨	49
第2のてこ	16
第3のてこ	16
第3腓骨筋	93, 121, 123
単一構造物	149
単収縮	30
短骨	22
短指屈筋	125
短指伸筋	93
短小指屈筋	125

短掌筋	45
短足底靱帯	118
短橈側手根伸筋	44, 67
短内転筋	92
短腓骨筋	93, 121
短母指外転筋	46, 72
短母指屈筋	45, 72, 125
短母指伸筋	44, 71
弾性力による位置エネルギー	14

ち

知覚的技能学習	174
恥骨	84
恥骨下枝	84
恥骨弓靱帯	143
恥骨筋	92, 99
恥骨結合	84, 143
恥骨結節	84
恥骨上枝	84
恥骨体	84
恥骨大腿靱帯	96, 143
遅筋	33
緻密質	21
力の合成	8
力の分解	9
中央索	76, 79
中央帯	79
中間楔状骨	84, 120
中間広筋	92, 99, 111
中斜角筋	137
中手骨	36, 40, 63
中手指節 (MP) 関節	40, 63
中神経幹	40
中節骨	37, 63, 87, 113
中足骨	82, 87, 113
中殿筋	98, 160
中殿筋麻痺	166
中殿皮神経	95
中和筋	29
虫様筋	45, 69, 72, 79, 125
虫様筋腱	76
肘角	60, 62
肘関節	36, 59
肘筋	44, 61

肘頭 ·· 39, 59
肘頭窩 ·· 39
長・短腓骨筋 ·· 100
長骨 ·· 22
長指屈筋 ·· 100, 122
長指屈筋腱 ·· 125
長指伸筋 ······················· 93, 100, 121, 160
長指底筋 ··· 94
長掌筋 ··· 46, 67
長掌筋腱 ·· 73
長足底靱帯 ···································· 117, 125
長橈側手根伸筋 ································ 44, 67
長内転筋 ·· 92, 99
長内転筋外縁 ·· 83
長腓骨筋 ······································· 93, 121
長腓骨筋の腱 ······································· 125
長母指外転筋 ·································· 44, 71
長母指外転筋腱 ····································· 73
長母指屈筋 ······ 46, 65, 71, 94, 100, 122, 160
長母指屈筋腱 ······································· 125
長母指伸筋 ························ 44, 71, 93, 100, 121, 160
重複歩 ··· 154
重複歩距離 ··· 154
腸脛靱帯 ·· 98
腸骨 ·· 84
腸骨下腹神経 ································· 91, 95
腸骨筋 ·· 92, 98
腸骨鼠径神経 ································· 91, 95
腸骨大腿靱帯 ································ 96, 143
腸骨稜 ·· 83, 98
腸腰筋 ······································· 150, 160
腸腰靱帯 ··· 143
腸肋筋 ··· 129
蝶形骨 ··· 133
蝶番関節（一軸性）································ 105

つ

つかまり歩き ····································· 162
つかまり立ち ····································· 162
椎間円椎間板 ····································· 137
椎間円板 ··· 129
椎間関節 ···································· 132, 137
椎間板ヘルニア ·································· 136
椎孔 ·· 131

椎骨 ··· 129
椎骨棘突起 ······································· 149
椎体 ·· 131, 137
槌指 ·· 79
通常呼気 ··· 142
土踏まず ··· 119

て

デュシェンヌ型筋ジストロフィー症 ··· 169
手→しゅ ·· 63
定滑車 ··· 19
底屈 ·· 123
底側楔舟靱帯 ···································· 117
底側骨間筋 ······································· 122
底側踵舟靱帯 ···································· 117
底側踵立方靱帯 ·································· 117
底側中足靱帯 ···································· 117
適応性 ·· 172
転移 ·· 176
転子窩 ··· 85
転子間線 ··· 85
転子間稜 ··· 85
殿裂 ··· 149
電気角度計 ······································· 157

と

トレンデレンブルグ徴候 ··········· 102, 170
トレンデレンブルグ歩行 ················· 168
豆状骨 ··· 63
等加速度運動 ······································· 7
等尺性収縮 ·· 28
等速度運動 ··· 7
等張性収縮 ·· 28
頭蓋骨 ·· 133
頭最長筋 ··· 129
頭長筋 ·· 137
頭頂骨 ·· 133
頭半棘筋 ··· 138
頭板状筋 ··· 138
橈屈 ·· 67, 68
橈骨 ·································· 36, 39, 59, 63
橈骨窩 ··· 39
橈骨茎状突起 ······································ 39
橈骨手根関節 ······································ 63

橈骨神経	40, 44, 47
橈骨神経深枝	41, 44
橈骨神経浅枝	44, 48
橈骨神経麻痺	80
橈骨動脈	41
橈骨輪状靱帯	59
橈側手根屈筋	46, 65
橈側偏位	64
同時遊脚期	163
動滑車	19
動機づけ	175
動筋	29
動作遂行	162
動揺性歩行	168
動力学	2
特殊所見	165
突進歩行	167

な

内果	86, 124
内旋	57, 96
内側顆	85, 107
内側距踵靱帯	116
内側楔状骨	84, 120
内側広筋	92, 99, 111
内側三角靱帯	116
内側手根側副靱帯	66
内側縦アーチ	118
内側上顆	39, 59, 85
内側上腕皮神経	47
内側神経束	40
内側前腕皮神経	47
内側足底神経	90, 94
内側足底動脈	90
内側半月	103, 106
内側半月板	106
内側腓腹皮神経	94
内側側副靱帯	59, 103, 106, 110
内側翼突筋	135
内転	53, 57, 96
内反股	86, 97
内反膝	112
内腹斜筋	19, 144
内閉鎖筋	98
内肋間筋横部	142
内肋間筋後部	142
内肋間筋前部	142
軟骨性連結	23

に

ニュートン	3, 12
二重関節	49
二重膝作用	156
二分靱帯	116
認知学習	172
認知相	175

の

脳性麻痺	170
脳卒中片麻痺歩行	169
脳頭蓋	134

は

ハバース管	21
ハムストリングス	150, 160
バゾグラフ	157
パーキンソン症候群	166
パフォーマンス	173
パブロフ	173
はさみ脚歩行	168, 170
馬力	3
背屈	67, 123
背側骨間筋	45, 69, 125
背側橈骨手根靱帯	66
背側立方舟靱帯	116
白鳥の首（スワンネック）変形	78
薄筋	92, 99
速さ	172
反張膝現象	169
反張膝歩行	167
反復練習	172
半関節	145
半織筋	20
半月大腿靱帯	106
半月板	106
半腱様筋	94, 99, 101, 111
半膜様筋	94, 99, 101, 111

ひ

ヒステリー性片麻痺	166
ヒューター三角	60
ヒューター線	60
ヒラメ筋	94, 100, 122, 160
ビデオテープレコーダー	157
引き下げ	53
皮枝	92
皮膚感覚	95
腓骨	82, 86, 100, 107
腓骨筋群	160
腓骨神経	91, 95
腓骨頭	86, 101
腓骨動脈	90
腓腹筋	94, 111, 123, 160
腓腹筋腱	100
腓腹神経	95
尾骨	130
微細運動技能	172
鼻骨	133
鼻根筋	134
表情筋	134

ふ

フード	79
フィードバック	176
フォーム	172
フォルクマン管	21
フリードライヒ病	166
プラトー	175
不規則骨	22
不動性結合	23
不連続課題	173
伏在神経	95, 99
伏在神経枝	92
腹式呼吸	141
腹斜筋群	19
腹直筋	144
腹筋群	142, 150
分節構造物	149
分廻し	96
分廻し歩行	167, 169
分力	9

へ

ベクトル量	7
平行四辺形の法則	9
平背	152
閉眼	151
閉鎖孔	84
閉鎖神経	89, 91, 95
閉鎖膜	143
変位	2, 7
扁平骨	22

ほ

ボタン穴（ボタンホール）変形	79
歩行時筋活動	160
歩行周期	154
歩行速度	154
歩行率	154
歩幅	154
母指外転筋	125
母指球筋膜	73
母指球蹴り出し	164
母指対立筋	46, 72
母指内転筋	45, 72
方形回内筋	46, 61
放射状手根靱帯	66
放射線状肋骨頭靱帯	141
縫工筋	92, 99
縫工筋内縁	83
縫合	23

ま

マン・ウェルニッケの肢位	169
膜性骨化	37
末梢神経麻痺	170
末節骨	37, 40, 63, 87, 113

み

ミオシン	24

め

酩酊歩行	167

も

モーメント	15

【著者略歴】

中島　雅美
　　なかしま　まさみ

1978年	九州リハビリテーション大学校卒業 福岡大学病院リハビリテーション科
1983年	西日本リハビリテーション学院
2000年	放送大学教養学部卒業　「発達と教育」専攻
2006年	九州中央リハビリテーション学院
2012年	PTOT学習教育研究所所長
2012年	九州医療スポーツ専門学校教育参与
2016年	一般社団法人日本医療教育協会 国試塾リハビリアカデミー校長 PTOT学習教育研究所所長

メディカル・イメージブック
運動学　　　　　　　　　　　ISBN978-4-263-21360-5

2010年 8月 20日　第1版第1刷発行
2022年 1月 10日　第1版第7刷発行

　　　　　　　　　　　著　者　中　島　雅　美
　　　　　　　　　　　発行者　白　石　泰　夫
　　　　　　　　　発行所　**医歯薬出版株式会社**

〒113-8612　東京都文京区本駒込1-7-10
TEL. (03) 5395-7628(編集)・7616(販売)
FAX.(03) 5395-7609(編集)・8563(販売)
https://www.ishiyaku.co.jp/
郵便振替番号 00190-5-13816

乱丁，落丁の際はお取り替えいたします．　　　印刷・真興社／製本・榎本製本
© Ishiyaku Publishers, Inc., 2010. Printed in Japan

本書の複製権・翻訳権・翻案権・上映権・譲渡権・貸与権・公衆送信権(送信可能化権を含む)・口述権は，医歯薬出版(株)が保有します．
本書を無断で複製する行為(コピー，スキャン，デジタルデータ化など)は，「私的使用のための複製」などの著作権法上の限られた例外を除き禁じられています．また私的使用に該当する場合であっても，請負業者等の第三者に依頼し上記の行為を行うことは違法となります．

JCOPY ＜出版者著作権管理機構　委託出版物＞
本書をコピーやスキャン等により複製される場合は，そのつど事前に出版者著作権管理機構(電話03-5244-5088，FAX 03-5244-5089，e-mail:info@jcopy.or.jp)の許諾を得てください．

メディカル・イメージブック

解剖学

◆中島雅美 編
◆新書判 2色刷 208頁 定価1,760円(税10%込)

ISBN978-4-263-21350-6

●初めて学ぶ学生の悩みは医学用語が特殊であり,用いられる漢字のほとんどが読めない場合も多く,それが「解剖学は難しい」と思わせる原因でもある.本書では,解剖学用語のすべてにふり仮名をつけ,英語の綴りもあえて用いず,日本語読みだけにした.

メディカル・イメージブック

生理学

◆中島雅美 編
◆新書判 2色刷 204頁 定価1,760円(税10%込)

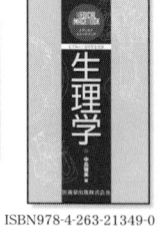

ISBN978-4-263-21349-0

●医療関連スタッフをめざしている学生が生理学を学ぶに際し,容易にその一歩を踏み出すことができるように,正常に起こっている生理的変化をできるかぎり平易な言葉で表し,図を豊富に使用して解説.また,ほとんどの漢字にふり仮名をつけてわかりやすく工夫.

メディカル・イメージブック

運動学

◆中島雅美 編
◆新書判 2色刷 212頁 定価2,200円(税10%込)

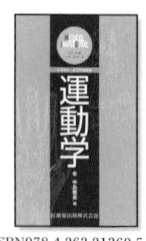

ISBN978-4-263-21360-5

●運動学では,骨・関節・神経・筋の名称がいえること,加えてそれらの部位をイメージできることが重要である.本書は,誰もが読める,イメージできる書籍をめざして豊富な図表を使用し,またほとんどの漢字にふり仮名をつけた.

医歯薬出版株式会社 https://www.ishiyaku.co.jp/

113-8612 東京都文京区本駒込1-7-10　TEL03-5395-7610　FAX03-5395-7611